Kohlhammer

Die Autorin

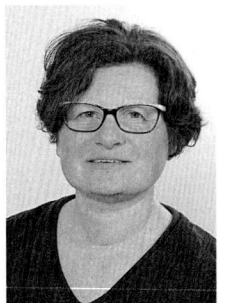

Susette Schumann, Gesundheits- und Krankenpflegerin, Master of Business Administration Gesundheitsmanagement, Tätig in der Fort- und Weiterbildung beim Evangelischen Diakonieverein Berlin-Zehlendorf, stellv. Vorstand der Deutschen Fachgesellschaft Aktivierend-therapeutische Pflege e. V.

Susette Schumann

Selbstständigkeit älterer Menschen

Lehrbuch zur praktischen
Umsetzung des umfassenden
Pflegebedürftigkeitsbegriffs,
Band 3

Verlag W. Kohlhammer

Dieses Werk einschließlich aller seiner Teile ist urheberrechtlich geschützt. Jede Verwendung außerhalb der engen Grenzen des Urheberrechts ist ohne Zustimmung des Verlags unzulässig und strafbar. Das gilt insbesondere für Vervielfältigungen, Übersetzungen, Mikroverfilmungen und für die Einspeicherung und Verarbeitung in elektronischen Systemen.

Die Wiedergabe von Warenbezeichnungen, Handelsnamen und sonstigen Kennzeichen in diesem Buch berechtigt nicht zu der Annahme, dass diese von jedermann frei benutzt werden dürfen. Vielmehr kann es sich auch dann um eingetragene Warenzeichen oder sonstige geschützte Kennzeichen handeln, wenn sie nicht eigens als solche gekennzeichnet sind.

Es konnten nicht alle Rechtsinhaber von Abbildungen ermittelt werden. Sollte dem Verlag gegenüber der Nachweis der Rechtsinhaberschaft geführt werden, wird das branchenübliche Honorar nachträglich gezahlt.

Dieses Werk enthält Hinweise/Links zu externen Websites Dritter, auf deren Inhalt der Verlag keinen Einfluss hat und die der Haftung der jeweiligen Seitenanbieter oder -betreiber unterliegen. Zum Zeitpunkt der Verlinkung wurden die externen Websites auf mögliche Rechtsverstöße überprüft und dabei keine Rechtsverletzung festgestellt. Ohne konkrete Hinweise auf eine solche Rechtsverletzung ist eine permanente inhaltliche Kontrolle der verlinkten Seiten nicht zumutbar. Sollten jedoch Rechtsverletzungen bekannt werden, werden die betroffenen externen Links soweit möglich unverzüglich entfernt.

Piktogramme

Lerntagebuch Leitfragen

1. Auflage 2020

Alle Rechte vorbehalten
© W. Kohlhammer GmbH, Stuttgart
Gesamtherstellung: W. Kohlhammer GmbH, Stuttgart

Print:
ISBN 978-3-17-038508-5

E-Book-Formate:
pdf: ISBN 978-3-17-038509-2
epub: ISBN 978-3-17-038510-8
mobi: ISBN 978-3-17-038511-5

Vorwort

Die Überschrift der gesamten Buchreihe »Altenhilfe verstehen und umsetzten« bietet eine willkommene Möglichkeit, die Unterstützung älterer Menschen trotz körperlicher, psychischer und sozialer Einschränkungen nicht aus der Perspektive ihrer Schwäche heraus zu beschreiben, sondern vielmehr aus ihrer Position der Stärke. Sie findet ihren Ausdruck in der eingehenden Beschäftigung mit den Kompetenzen älterer Menschen, die sie aufgrund ihrer Lebenserfahrung im Laufe ihres Lebens erworben haben und von der die Pflegenden in der Altenhilfe profitieren können, um Selbstbestimmung, Selbstständigkeit und Teilhabe im Rahmen des Möglichen zu verwirklichen und durch Anstöße zur persönlichen Weiterentwicklung nachhaltig zu sichern.

Selbstbestimmung, Selbstständigkeit und Teilhabe

Es scheint kein Zufall zu sein, dass auch pflegewissenschaftliche Veröffentlichungen und sozialpolitische Vorgaben den Fokus auf die Kompetenzen älterer Menschen und damit der Gestaltung der Lebensspanne Alter, die sich zwischen persönlicher Abhängigkeit und Unabhängigkeit bewegen kann, richten. Am deutlichsten wird dies an der wissenschaftlich-systematischen Entwicklung des noch »neuen Pflegebedürftigkeitsbegriffes«, der treffender als der »umfassendere Pflegebedürftigkeitsbegriff« beschrieben werden könnte. An seinem Beispiel wird deutlich, dass sich Altenpflege zukünftig inhaltlich mehr auf die zentralen Begriffe wie individuelle Ressourcen, Kompetenzen und in der Folge mit der Betonung der Selbstständigkeit bei älteren Menschen konzentrieren wird.

Betonung der Selbstständigkeit

Altenpflege befasst sich von daher nur in Ausnahmesituationen und vorrübergehend, wie z. B. bei akuten gesundheitlichen Einschränkungen oder bei Phasen von körperlicher und geistiger Abhängigkeit von Dritten, mit der Kompensation von Defiziten, die auch die Kompensation der Selbstständigkeit der älteren Menschen betreffen kann.

Die Fokussierung auf die Selbstständigkeit von älteren Menschen hat möglicherweise große Auswirkungen auf die Entwicklung einer bevorstehenden oder vorliegenden Pflegebedürftigkeit. Der Erhalt oder die Förderung der Selbstständigkeit, die ihren Ausdruck in der körperlichen, kognitiven, psychischen, emotionalen und sozialen Verfassung finden, beeinflussen die Kompetenz z. B. der körperlichen, kognitiven, emotionalen, psychischen und sozialen Bewegung und gleichzeitig das Ausmaß der Abhängigkeit der älteren Menschen von Pflegenden oder anderen Personen. Die Wiedererlangung jeder einzelnen Kompetenz ist eine Etappe auf dem Weg zur Selbstständigkeit, die die zukünftige Gestaltung des eigenen Lebens nachhaltig sichern kann. Aber Selbstständigkeit

Auswirkungen auf die vorliegende Pflegebedürftigkeit

Selbstständigkeit als körperliche, kognitive, emotionale, psychische, soziale Bewegung	bezieht sich nicht nur auf die körperliche Bewegung, sondern auch auf die kognitive, emotionale und psychische Bewegung und Beweglichkeit. Alle vier Aspekte von Bewegung bilden unter dem Dach des Oberbegriffs der Mobilität die zentralen Themen, die Selbstständigkeit und ein unabhängiges Leben begründen können.

Die Fokussierung von Pflege auf ihre Selbstständigkeit liegt sicherlich im Interesse der älteren Menschen, die ihre Lebenszufriedenheit eher aus einer von persönlicher Autonomie geprägten Lebensgestaltung ziehen können und die Phasen der persönlichen Abhängigkeit auf das absolute Minimum reduzieren möchten. Wünschenswert wäre deshalb auch, dass ihre Perspektive Eingang in zukünftige Empfehlungen zur qualitätsorientierten pflegerischen Versorgung finden würde und auf diesem Weg ihre *persönliche* Bestrebungen um ihre Selbstständigkeit und die damit verbundenen per-*Entscheidungen* sönlichen Entscheidungen Gegenstand des pflegerischen Aushandlungs- und Gestaltungsprozesses werden.

In der vorliegenden Buchreihe »Altenhilfe verstehen und umsetzten« findet sich zum einen die Aufbereitung von aktuellem Wissen zur Selbstständigkeit bei älteren Menschen und zum anderen ein Überblick über Vorgehensweisen, ihre Möglichkeiten und Grenzen der Selbstständigkeit *Verknüpfung von* zu identifizieren, sie mit ihnen gemeinsam und aus einer professionellen *pflegerischem Wissen* Perspektive zu bewerten, um im Anschluss daran Interventionen zu verab- *und methodischer* reden, die den Wünschen und Zielen der älteren Menschen entsprechen. *Vorgehensweise* Die Verknüpfung von pflegerischem Wissen und methodischer Vorgehensweise verbindet Theorie mit pflegewissenschaftlichen Inhalten und der persönlichen Bedeutung für den einzelnen älteren Menschen.

Die Aufbereitung des aktuellen Wissens zur Selbstständigkeit erfolgt durch eine breit angelegte Darstellung der Inhalte mit dem Ziel der Er- *Fachkompetenz* weiterung der eigenen Fachkompetenz. Darunter können inhaltliche Fakten, Grundsätze, Grundprinzipien, aber auch Konzepte oder Theorien verstanden werden (vgl. Arbeitskreis Deutscher Qualifikationsrahmen für lebenslanges Lernen 2011). Mit dieser Basis wird es möglich, professionelle Aufgaben zu bewältigen, die sich aus den individuellen Bedürfnissen nach Selbstständigkeit der älteren Menschen ergeben. Eine professionelle Aufgabe bewältigen bedeutet in diesem Kontext, die Identifikation der Einschränkung der Selbstständigkeit bei der Einzelperson, die angemessene und gemeinsame Erarbeitung einer persönlichen Entscheidung unter besonderer Berücksichtigung der individuellen Wünsche und Ziele der älteren Menschen und der begründeten Darstellung eines pflegefachlichen Lösungsangebots. Die sich anschließende Umsetzung des Lösungsangebots, ggf. mit personeller Unterstützung anderer professioneller oder auch nicht professionellen Personen und die Evaluation des erzielten Ergebnisses runden diesen Prozess ab (vgl. ebd.).

Methodenkompetenz Die Orientierung am person-orientierten pflegerischen Ansatz erfordert die Verfeinerung der eigenen Methodenkompetenz im Sinne professioneller Vorgehensweisen, sich den möglichen Einschränkungen der Selbstständigkeit der älteren Menschen systematisch zu nähern. Sie beinhaltet die Kenntnis um ein an Systematiken oder Prinzipien orientiertes reflektiertes Handeln. Beides stellt in den Mittelpunkt, professionelle Gestaltungs-, Entscheidungs- und Handlungsoptionen unter Einbeziehung der älteren Menschen zu erkennen und zu nutzen (vgl. Arbeitskreis Deutscher Qualifikationsrahmen für lebenslanges Lernen 2011).

Es ist zu begrüßen, dass mit dem Pflegeberufegesetz (PflBG) im Jahr 2020 die Qualifikationserfordernisse des Deutschen Qualifikationsrahmens darin Eingang finden. Mit diesem Schritt basieren der berufliche und der hochschulische pflegerische Qualifikationserwerb aller zukünftigen Pflegenden auf einheitlichen Anforderungen, die den Dialog und die Kooperation zwischen den Absolventen beider Qualifikationswege zum Nutzen der älteren Menschen verbessern helfen. — *Pflegerischer Qualifikationserwerb*

Die dazu unterstützend eingeführten Vorbehaltstätigkeiten müssen von beruflich pflegenden Personen ausgeführt werden, die eine Berufserlaubnis haben (vgl. Bundesgesetzblatt Juli 2017) und umfassen: — *Vorbehaltstätigkeiten*

- Die Erhebung und Feststellung des individuellen Pflegebedarfs.
- Die Organisation, Gestaltung und Steuerung des Pflegeprozesses.
- Die Analyse, Evaluation, Sicherung und Entwicklung von Qualität der Pflege (vgl. Bundesgesetzblatt Juli 2017).

Konkretisiert werden die pflegerischen Vorbehaltstätigkeiten durch die Beschreibung des zukünftigen Ausbildungsziels, das im Rahmen der Ausbildung zu erreichen sein wird, um als professionell Pflegende tätig werden zu dürfen.

Die Ausbildung soll Pflegende insbesondere im Umgang mit der Selbstständigkeit der älteren Menschen dazu befähigen, die Vorbehaltstätigkeiten im Detail auszuführen. Dazu gehören:

- Die Bedarfserhebung und Durchführung präventiver und gesundheitsfördernder Maßnahmen.
- Die Beratung, Anleitung und Unterstützung von älteren Menschen bei der individuellen Auseinandersetzung mit Gesundheit und Krankheit sowie bei der Erhaltung und Stärkung der eigenständigen Lebensführung und Alltagskompetenz unter Einbeziehung ihrer sozialen Bezugspersonen.
- Die Erhaltung, Wiederherstellung, Förderung, Aktivierung und Stabilisierung individueller Fähigkeiten der zu pflegenden Menschen insbesondere im Rahmen von Rehabilitationskonzepten sowie die Pflege und Betreuung bei Einschränkungen der kognitiven Fähigkeiten (vgl. Bundesgesetzblatt Juli 2017).

Das in Zukunft zu erreichende Ausbildungsziel orientiert sich im Bereich der Fachkompetenz an Prävention und Gesundheitsförderung in der Pflege, an der Befähigung älterer Menschen zu einer eigenständigen Lebensführung und zur Wiedererlangung verlorengegangen Kompetenzen durch einen Rehabilitationsprozess. Das Ziel der künftigen Ausbildung fokussiert auf den Erhalt oder die Wiedererlangung von Selbstständigkeit — *Ausbildungsziel* zur eigenständigen Lebensführung, die die größtmögliche Selbstbestimmung und die Teilhabe von älteren Menschen mit einschließt.

Inhalt

Vorwort		5
1	**Darstellung einer methodischen Vorgehensweise: den Einzelfall verstehen**	11
1.1	Das hermeneutische Verstehen des Einzelfalls	14
	1.1.1 Die pflegerische Fallarbeit: die Fallbesprechung	16
1.2	Das ressourcenorientierte Verstehen am Einzelfall	20
	1.2.1 Die pflegerische Fallarbeit: die ressourcenorientierte Fallbesprechung	21
1.3	Der Prozess der pflegerischen Befundung am Einzelfall	21
1.4	Das Ausbalancieren von Selbstständigkeit und das Risiko von Stürzen	23
1.5	Fazit	24
1.6	Meine Lerngeschichte	25
2	**Selbstständigkeit aus der Perspektive der älteren Menschen**	27
2.1	Die körperliche Bewegung	28
2.2	Die kognitive Bewegung	31
2.3	Die psychische Bewegung	31
2.4	Die emotionale Bewegung	32
2.5	Die soziale Bewegung	33
2.6	Fazit	34
2.7	Meine Lerngeschichte	35
3	**Selbstständigkeit aus der Perspektive der älteren Menschen**	36
3.1	Möglichkeiten und Grenzen der Selbstständigkeit im Alter	36
3.2	Die Vorstellung von Selbstständigkeit bei älteren Menschen im privaten Wohnraum und in der Öffentlichkeit	39
3.3	Die Bedeutung von erlebter Sicherheit und Selbstständigkeit	40
	3.3.1 Kraft, Geschwindigkeit und Genauigkeit in der motorischen Leistungsfähigkeit	42

		3.3.2	Koordination in der motorischen Leistungsfähigkeit	43
		3.3.3	Ausdauer und Beweglichkeit in der motorischen Leistungsfähigkeit	44
	3.4	\multicolumn{2}{l	}{Lernen und Training von Mobilität zur Erhaltung der Selbstständigkeit ....}	46
	3.5	\multicolumn{2}{l	}{Fazit ....}	48
	3.6	\multicolumn{2}{l	}{Meine Lerngeschichte ....}	48

4 Die Förderung von Selbstständigkeit durch professionelle Personen 50

	4.1	\multicolumn{2}{l	}{Die Reflexion der Selbstständigkeit und der Einschränkungen im Alltag ....}	50
	4.2	\multicolumn{2}{l	}{Die Darstellung einer Auswahl von Fördermöglichkeiten ....}	**52**
		4.2.1	Therapieangebote zum kognitiven Training ..	53
		4.2.2	Sozio- und psychotherapeutische Verfahren für Menschen mit kognitiven Einschränkungen	53
		4.2.3	Mobilitätstraining und Sturzprävention	56
		4.2.4	Rehabilitativ-aktivierend-therapeutische Ansätze	57
		4.2.5	Barrierefreiheit für ältere Menschen	64
		4.2.6	Selbstständigkeit außerhalb der Wohnung ...	66
	4.3	\multicolumn{2}{l	}{Sicherung der Nachhaltigkeit ....}	67
	4.4	\multicolumn{2}{l	}{Fazit ....}	67
	4.5	\multicolumn{2}{l	}{Meine Lerngeschichte ....}	68

5 Schlusswort und Darstellung des Lernerfolgs 70

Literatur 71

Stichwortverzeichnis 73

1 Darstellung einer methodischen Vorgehensweise: den Einzelfall verstehen

Den Einzelfall verstehen: es stellt sich zu Beginn die Frage, was im Zusammenhang mit Selbstbestimmung des älteren Menschen als »Einzel« und was als »Fall« bezeichnet werden kann?

»Einzel« kann für ein singuläres Ereignis, eine individuelle Situation, einen persönlichen Wunsch, ein persönliches Ziel, eine persönliche Entscheidung, für eine am einzelnen älteren Menschen ausgerichtete professionelle Aufgabe, Anforderung und deren erzieltes Ergebnis stehen. Grundlage ist die Einschätzung der persönlichen Entscheidungskompetenz der älteren Menschen zu den persönlichen Vorstellungen, um die persönliche größtmögliche Selbstständigkeit und damit Unabhängigkeit zu leben.

Als »Fall« kann etwas bezeichnet werden, womit eine Person rechnen muss, z. B. eine bestimmte Entscheidung treffen zu müssen oder das Auftreten oder Vorhandensein einer Erkrankung oder Einschränkung in Alltagskompetenzen wie der Selbstständigkeit, die der professionellen Unterstützung bedarf.

Das »Verstehen« des Einzelfalls als person-orientierter Ansatz bezieht sich auf die Wahrnehmung und die Deutung von verbal kommunizierten Worten, als beobachtete Handlungen oder Situationen als Ausdruck nonverbaler Kommunikation. Dazu zählt, etwas sowohl kognitiv als auch intuitiv zu erfassen oder zu durchdringen, etwas deutlich wahrnehmen zu können, eine gute, vom gegenseitigen Verständnis getragene Beziehung zu haben oder etwas gut und sicher zu können.

Den »Einzelfall verstehen« zeichnet sich deshalb durch seine facettenreiche Bedeutung aus, die sich mithilfe verschiedener Methoden erschließen lässt (▶ Abb. 1).

Den Einzelfall verstehen

Person-orientierter Ansatz

1 Darstellung einer methodischen Vorgehensweise: den Einzelfall verstehen

Abb. 1:
Chronologie und inhaltliche Bedeutung des Verstehens des Einzelfalls

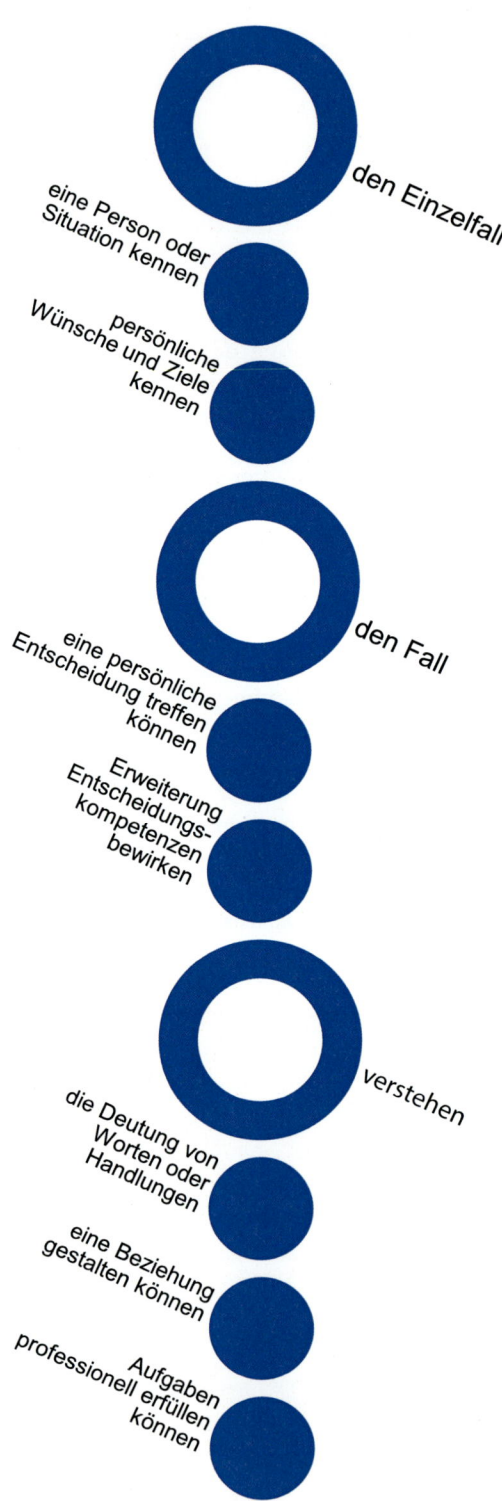

1 Darstellung einer methodischen Vorgehensweise: den Einzelfall verstehen

Der erste Schritt ist das Kennenlernen und das Wahrnehmen einer Person oder einer Situation durch die Kommunikation miteinander. Sie kann verbal, nonverbal oder eine Mischung aus beidem sein. Im Laufe der Kommunikation sollen die persönlichen Wünsche und auch die Ziele des älteren Menschen deutlich werden. In der Regel wird er sehr ausführlich das aktuelle Problem bei der Alltagsgestaltung schildern und das bietet die Möglichkeit die persönliche Situation, aber auch den eigenen Leidensdruck zu schildern. Aus diesen Schilderungen lassen sich entscheidungsrelevante Sachverhalte ableiten.

Kennenlernen durch Wahrnehmen und Erkunden

Eine Besonderheit im Bereich der Selbstständigkeit älterer Menschen stellt neben der Wahrnehmung die Möglichkeit der Erkundung einer Situation, des körperlichen Zustands, des Mobilitätsstatus und die Integration in die anschließende pflegerische Befundung dar. Darunter kann die eingehende Analyse mithilfe von standardisierten Assessments von Bewegungsmustern und ihren Voraussetzungen, wie z. B. Kondition und Koordination verstanden werden.

Die Pflegende nimmt im ersten Schritt diese Schilderungen bzw. Informationen von den älteren Menschen auf, erfasst eigene Informationen und deutet sie aus der Perspektive des älteren Menschen und aus ihrer pflegefachlichen Perspektive und bietet die gemeinsame Erarbeitung von individuellen pflegerischen Befunden an, um die Basis für Entscheidungen über Interventionen zur Erlangung der größtmöglichen Mobilität, der Vergrößerung des Mobilitätsradius und damit von Selbstständigkeit zu schaffen.

Erweiterung des persönlichen Mobilitätsradius

Der zweite Schritt, die gemeinsame Suche nach Entscheidungen zur Problemlösung oder Förderung von Ressourcen, ist die gemeinsame Suche nach einer Entscheidung für die Lösung des identifizieren Problems oder der gezielten Förderung von Ressourcen und Kompetenzen. Die gemeinsam erarbeitete und ausgehandelte Entscheidung und deren Umsetzung begründet eine Beziehung oder ein Arbeitsbündnis auf Zeit, das im weiteren Verlauf die Stärkung der individuellen Selbstständigkeit der älteren Menschen zum Ziel hat.

Gemeinsame Entscheidungsfindung zur Lösung des identifizierten Problems

Die Schritte der Kommunikation und der Befundung sind begleitet von einem kontinuierlichen Verstehensprozess, der nie abgeschlossen sein wird, denn jede neue Information, Situation, jedes neue Ziel kann den Entscheidungsprozess verändern und seine Evaluation nach sich ziehen. Konsequenterweise ändern sich dann auch die pflegerischen Interventionen, die eng mit der Förderung der Selbstständigkeit verknüpft sind.

Kontinuierlicher Verstehensprozess

Der Verstehensprozess ist sehr vielschichtig und kann als drei sich beeinflussende Aspekte gesehen werden: in der Kommunikation findet die Deutung von Worten und Handlungen beider Gesprächspartner statt. Jeder der Beteiligten hat allerdings seine eigene Sicht auf die Situation oder auf die Person ihm gegenüber. Um diese unterschiedlichen Perspektiven abzugleichen und sich über das richtige Verständnis zu vergewissern, ist die Deutung der Kommunikation und der Handlungen wesentlich.

Deutung der Kommunikation und der Handlungen

1 Darstellung einer methodischen Vorgehensweise: den Einzelfall verstehen

Aushandlungsprozess

Damit wird es möglich, die individuelle Wahrnehmung des älteren Menschen und die professionelle der Pflegenden in Übereinstimmung zu bringen oder Diskrepanzen zu benennen. Hier setzt dann der oben benannte Aushandlungsprozess an.

Professionelle Begleitung der Förderung der Selbstständigkeit

Der Verstehensprozess ist auch der Beginn einer Beziehungsgestaltung zwischen den Beteiligten. Das Besondere an dieser Beziehung ist die notwendig gewordene professionelle Begleitung zur Förderung der Selbstständigkeit. Die Kombination aus einer Beziehung zwischen den Beteiligten für eine bestimmte Zeit als Begleitung zur persönlichen Stärkung und die gemeinsame Zielerreichung im Sinne eines Arbeitsbündnisses ist von einer hohen Intensität geprägt.

Pflegefachliche und methodische Kompetenz

Verstehen bedeutet aber auch, Fachkompetenz zu besitzen, um alle pflegefachlichen Anforderungen professionell erfüllen zu können, also sein »Handwerk« zu verstehen. Dazu gehört die pflegefachliche und methodische Kompetenz, um auf eine Vielzahl fachlicher Vorgehensweisen zurückgreifen zu können. Für die Förderung der Selbstständigkeit der älteren Menschen bedeutet dies auch, Anforderungen des Alltags gedanklich vorweg zu nehmen, um bei verschiedenen Mobilitätsanforderungen die jeweils persönlich angepasste Mobilitätsoption und das dazu erforderliche Training zu identifizieren.

Aktiv gelebte Selbstständigkeit

Einen Einzelfall zu verstehen und zu deuten, um im weiteren Verlauf des Arbeitsbündnisses zur größtmöglichen Unabhängigkeit zu kommen, bedarf der Stärkung der Selbstständigkeit für die älteren Menschen. Diese Voraussetzung bildet die Grundlage für eine aktiv gelebte Mobilität und damit Selbstständigkeit. Im Rahmen von gesundheitlichen und funktionellen Einschränkungen, die oft mit Risiken oder Komplikationen einhergehen können, führt das Verständnis des Einzelfalls nicht selten in ein Spannungsfeld. Das Abwägen zwischen einem offensichtlichen Nutzen, aber auch einem möglichen zukünftigen Schaden, führt in eine Konfliktsituation. Um diese Situation aus verschiedenen Perspektiven zu beleuchten und um zu einer ausgewogenen gemeinsamen Entscheidung zu kommen, bietet sich eine Fallbesprechung an. Sie kann als hermeneutische oder ressourcenorientierte Fallbesprechungen und als eine pflegerische Befundung angelegt sein.

1.1 Das hermeneutische Verstehen des Einzelfalls

Verstehens- und Erkenntnisinteresse

Der verstehende Zugang zur aktuellen Situation des älteren Menschen als Einzelfall, kann unterschiedlich gestaltet werden. Zum einen ist die Möglichkeit gegeben, sich auf einzelne Aspekte zu konzentrieren oder zum anderen den Einzelfall so umfänglich wie möglich zu erfassen. Die

Wahl der Verstehensmethode hängt vom Verstehens- und Erkenntnisinteresse hinsichtlich der Lebenssituation und des Lebensumfelds der älteren Person ab. Sie hängt auch von den kommunikativen Kompetenzen der älteren Menschen ab. Ist der ältere Mensch in der Lage, mithilfe seiner verbalen Kommunikationsmöglichkeiten die vorhandene und angestrebte Selbstständigkeit präzise zu schildern, ist das Verstehen seiner Äußerungen angebracht. Ist der ältere Mensch nicht in der Lage zu kommunizieren, treten an die Stelle seiner Äußerungen die Schilderung der Beobachtungen und Wahrnehmungen der Pflegenden oder der Angehörigen, die es stellvertretend für den älteren Menschen zu verstehen gilt.

Dieser Verstehensprozess gleicht einem Erkundungsprozess, dessen offenes und umfassendes Verstehen des einzelnen Falles die Informationsgrundlage einer Förderung der Selbstständigkeit bildet und die Nachvollziehbarkeit ermöglicht. Sie ist nötig, um gemeinsam mit den älteren Menschen für sie tragfähige Entscheidungen zu treffen und so ihre Selbstständigkeit leben zu lassen. Die Darlegung professionell vorbereiteter Entscheidungsmöglichkeiten in einer für sie verständlichen Alltagssprache können es den älteren Menschen erleichtern, persönliche Angelegenheiten zu dem Thema Selbstständigkeit zu verstehen, die Einfluss auf ihre Alltagsgestaltung, Gesundheit, pflegerische Versorgung etc. haben.

Verstehensprozess als Erkundungsprozess

Die Deutung als ein Teil des Verstehensprozesses erfolgt unter Berücksichtigung einer inhaltlichen Offenheit und kommt in jedem Deutungsschritt der Konstruktion einer individuellen Wirklichkeit der älteren Menschen näher und nutzt dazu die Informationen aus ihrer subjektiven Wirklichkeit (vgl. Flick 2014). Aus der Schilderung der persönlichen und sozialen Umwelt, erlebten Ereignissen oder Aktivitäten, kann durch den Prozess des Verstehens eine Zuschreibung einer Bedeutung aus der Perspektive der älteren Menschen (vgl. ebd.) durch Pflegende vorgenommen werden.

Diese Verstehensweise führt dazu, sich mit Hilfe der Schilderungen und Beobachtungen der subjektiven Perspektive von älteren Menschen zu nähern. Die systematische Analyse der Perspektive der älteren Menschen bereitet die Entscheidungen zur Gestaltung des Alltags, etc. vor. Sie kann aber auch helfen, sich von einer stark geprägten professionellen Deutung einer Lebenssituation zu lösen, die zu Entscheidungen führen könnte, die nicht unbedingt im Sinne der älteren Menschen sind und somit ihre angestrebte Selbstständigkeit begrenzen.

Subjektive Perspektive von älteren Menschen

Besonders geeignet ist diese hermeneutisch-verstehende Vorgehensweise bei sehr komplexen Lebenssituationen. Sie können bei älteren Menschen häufig vorkommen, denn bei ihnen treffen körperliche, geistige, seelische oder soziale Einschränkungen auf eine zeitweise Abhängigkeit von anderen Menschen. Im Rahmen der verstehenden Vorgehensweise wird eine Vielfalt von Ursache- und Wirkungsketten sichtbar, die alle in einem mittelbaren oder unmittelbaren Zusammenhang stehen. Dadurch wird ihre Beeinflussung durch Entscheidungen möglich und diese zu stabilisieren oder zu destabilisieren. Deshalb sollen die unterschiedlichen

Komplexe Lebenssituationen

Ursachen und Wirkungen identifiziert werden, um im Anschluss bewertet und der angestrebten Selbstständigkeit z. B. zu Interventionen zugeordnet zu werden (näheres dazu auch in Band 1: Kompetenzen älterer Menschen).

Erfassen der Lebenssituation

Ebenfalls gut geeignet ist die verstehende Vorgehensweise für das Erfassen der Lebenssituationen von älteren Menschen, die kognitiv nicht mehr in der Lage sind, sich verbal verständlich zu machen. Dies ist oft bei Menschen mit einer Demenz der Fall, da sie in einem späteren Stadium unter dem Verlust des Sprachverständnisses und in dessen Folge der Sprechfähigkeit leiden. Hier bietet sich an, sämtliche Beobachtungen die Dritte bei einer Person gemacht haben, zusammenzutragen, um mithilfe ihrer Deutung die mutmaßlichen Wünsche, Ziele, Ressourcen, Bedürfnisse, Bedarfe etc. verstehend herauszufinden. Die beschriebenen und gedeuteten Beobachtungen können dann an die Stelle von verbalen Äußerungen treten, die die Menschen mit einer Demenz mit hoher Wahrscheinlichkeit selbst auch gemacht hätten. Dies öffnet einen Weg, trotz kommunikativer Probleme die innere Erlebenswelt der Menschen mit einer Demenz zu verstehen und zu erkunden. Dieses Verstehens- und Erkenntnisinteresse macht erst die individuelle und spezielle Vorbereitung einer Entscheidung über die angestrebte Selbstständigkeit möglich, die allerdings nur durch das Nachvollziehen des mutmaßlichen Willen vorbereitet werden kann. Dabei bezieht sich der Begriff des mutmaßlichen Willens nicht auf juristisch begründbare Tatsachen, sondern auf die Lebenssituation, auf die Biographie oder auf das Lebensumfeld in seiner ganzen Komplexität. Sie zu berücksichtigen scheint wichtig, um die nötige inhaltliche Offenheit und Subjektivität miteinander zu verbinden.

Nachvollziehen des mutmaßlichen Willens

1.1.1 Die pflegerische Fallarbeit: die Fallbesprechung

Das Vorgehen der Wahl zum verstehenden Ansatz ist die sog. »Pflegerische Fallarbeit« (vgl. Schrems 2013). Sie zeichnet sich durch die inhaltliche Offenheit aus, d. h. alle Informationen von möglichst vielen beteiligten Berufsgruppen, der älteren Menschen oder ihrer Angehörigen werden gesammelt, da sie alle von Bedeutung sein können. Die Vielzahl der zu erwartenden Informationen werden zusammengetragen, sortiert, in Beziehung gesetzt und daraus Hypothesen für das Verständnis des Einzelfalls gebildet. Diese aufgestellten Hypothesen können sich widersprechen, da sie aus unterschiedlichen Interessenlagen resultieren oder einen nicht schnell auflösbaren Konflikt beschreiben.

Vorgehen einer ressourcenorientierten Fallbesprechung

Das Vorgehen bei einer ressourcenorientierten Fallbesprechung ist die Gestaltung von verschiedenen Phasen:

Phase 1

Erkunden: Alle zur Verfügung stehenden Informationen in Form von Zitaten des älteren Menschen, Befunde aus Assessements oder Beobachtungen Dritter werden in Stichworten notiert. Sie werden in der Reihenfolge notiert, wie sie vorgetragen werden. Alle Beteiligten werden aufgefordert, alle Informationen zu benennen, denn es ist am Anfang der Fallbesprechung nicht abzusehen, welche Information im späteren Verlauf eine Schlüsselinformation sein könnte. In der Regel kommt eine Vielzahl von Informationen zusammen, die dann auf einem Flip-Chart oder einem ähnlich großen Format notiert werden (▶ Abb. 2). Die Informationssammlung kann dann als abgeschlossen gelten, wenn die Beteiligten keine weiteren neuen Informationen beitragen können oder sich erste Informationen wiederholen. Wenn dieses Stadium erreicht ist, kann von einer Vollständigkeit der Informationen gesprochen werden.

Erkunden

Abb. 2: Informationssammlung

Fallbesprechung Frau Müller-Lüdenscheidt		
xxxx	xxxx	xxxx
yyyy	yyyy	yyyy
zzzz	zzzz	zzzz

Alle Informationen und Beobachtungen werden unsortiert in einer Reihenfolge auf z. B. einem Flipchart dokumentiert. Die Stichwortsammlung sollte von allen Beteiligten eingesehen werden können, damit sie den Verlauf der nun folgenden Phasen aktiv mitverfolgen können.

Phase 2

Erfassen: Da jetzt davon auszugehen ist, dass alle Informationen, die die Beteiligten als relevant erachtet haben, zusammengetragen wurden, können sie sortiert werden. Dabei werden die erfassten Informationen in einem ersten Schritt so sortiert, dass sie inhaltlich einem bestimmten Themenfeld zugeordnet werden können. So entstehen Themenfelder durch die Bündelung der Informationen, diese werden anschließend mit einer Überschrift versehen. Alle Informationen werden in ein Themenfeld aufgenommen, auch dann, wenn ggf. nur eine einzige Information vorhanden ist (▶ Abb. 3). Dieses Vorgehen soll sicherstellen, dass keine Informationen verloren gehen.

Erfassen

1 Darstellung einer methodischen Vorgehensweise: den Einzelfall verstehen

Abb. 3: Sortierung der Informationen und Finden einer Überschrift

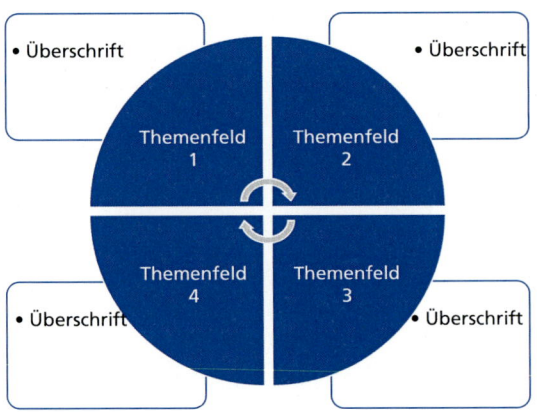

Die gesamten Informationen werden von allen Beteiligten gemeinsam so sortiert, sodass sich verschiedene Themenfelder ergeben. In den Themenfeldern finden sie wiederum Hinweise auf z. B. Ursachen, Symptome und Ressourcen. Diese wiederum können in Informationen unterteilt werden, welche die Ursache für die beobachteten oder geäußerten Wirkungen aufzeigen. Mit dieser Vorgehensweise werden oberflächliche Strukturen in der Informationssammlung und den Themenfeldern deutlich (▶ Abb. 4).

Abb. 4: Oberflächliche Struktur eines Themenfeldes

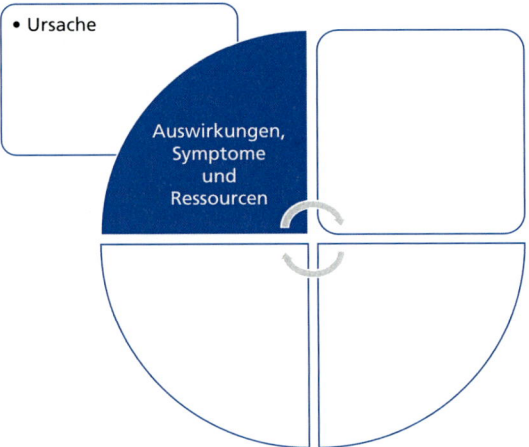

Phase 3

Beschreiben *Beschreiben:* Es liegen nun gebündelte Informationen vor, die inhaltlich sortiert und zur besseren Übersichtlichkeit mit Überschriften versehen wurden, die kurz den inhaltlichen Schwerpunkt repräsentieren und erste Beziehungen zwischen Ursachen und Wirkungen aufzeigen können. Diese stellen in der Regel ein Netzwerk dar, was am Ende alle Themenfelder integrieren kann. In diesem Netzwerk lassen sich Beziehungen oder Zusammenhänge im Sinne einer Ursache und deren Wirkung auf das gesamte Netzwerk erkennen und bilden die Tiefenstruktur innerhalb der vorstrukturierten Informationssammlung (vgl. Flick 2014). Die Unterscheidung und Konzentration auf Ursachen und ihre Wirkung in einem Netzwerk erleichtert das Verstehen sehr komplexer Lebenssituationen, da ihre Reduktion auf wesentliche Themenfelder und die Beziehungen untereinander das Verstehen erleichtern.

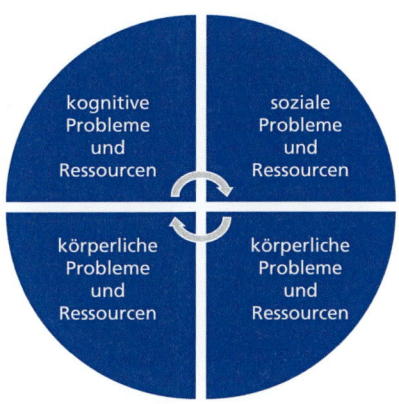

Abb. 5:
Das Netzwerk aus Überschriften und ihre Zusammenhänge bezüglich der Probleme und Ressourcen

Das Netzwerk veranschaulicht, dass es mehrere Ursachen und dazu gehörige Auswirkungen geben kann und die verschiedenen Themenfelder in einer Wechselwirkung zueinander stehen (▶ Abb. 5). Sie haben Einfluss auf die Lebenssituation und können von zentraler oder weniger zentraler Bedeutung sein. Die Kenntnis um die Auswirkungen von Wechselwirkungen können zugunsten einer Priorisierung auf zentrale Ressourcen verwendet werden, d. h. zentrale positive oder negative Auswirkungen können zu einer zeitnahen Änderung der gesundheitlichen Situation oder der Lebenssituation führen. Ebenso ist die Konzentration im Sinne der Priorisierung auf vorhandene Ressourcen möglich, um mit geringer professioneller Unterstützung einen maximalen Erfolg zu erzielen.

Phase 4

Verstehenshypothese testen und reflektieren: Die sich nun anschließende Priorisierung von zentralen Ursachen und ihre Auswirkungen auf das gesamte Netzwerk bildet nun die Grundlage für die Formulierung von Verstehens-Hypothesen. Sie drücken in einer kurzen Darstellung die identifizierten Ressourcen, ihrer Ursache und ihrer Wirkung nach in Bezug auf die persönliche Situation der älteren Menschen aus. Die Formulierung einer Hypothese folgt dabei den Schritten: Identifizierung von

Verstehenshypothese testen und reflektieren

Ressourcen, Benennung des Problems und der Ursache, die eine oder mehrere Symptome zur Folge haben (▶ Abb. 6).

Abb. 6:
Die Formulierung von Verstehens-Hypothesen

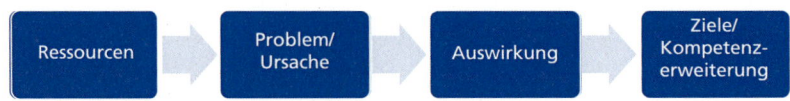

Die einzelnen Bestandteile einer Verstehenshypothese sind die Beschreibung einer Ressource, der Formulierung des Problems und seiner Ursache, der Auswirkungen und die Hinführung zum Ziel der Kompetenzerweiterung im Bereich der Selbstständigkeit. Ein Beispiel soll dieses Vorgehen verdeutlichen: Das Laufen in der Wohnung ist einer älteren Person möglich, für längere Strecken außerhalb der Wohnung fehlt die Ausdauer, da eine vorliegende Hemiplegie das Gehen längerer Strecke erschwert und somit Besuche beim Arzt oder das Einkaufen unmöglich machen. Die notwendige Ausdauer kann durch ein Ausdauertraining erreicht werden. Die Verstehenshypothese erfüllt den Zweck, auf ihrem Weg der Herleitung relevante und ausgewählte pflegerische Befunde zu finden. Sie bildet als professionelle Bewertung zusammen mit den persönlichen Zielen und Wünschen die Basis für die Gestaltung des pflegerischen Prozesses.

1.2 Das ressourcenorientierte Verstehen am Einzelfall

Ressourcenorientierte Fallbesprechung

Eine alternative Herangehensweise des Verstehens des Einzelfalls ist die Fokussierung auf vorliegende Ressourcen einer älteren Person. Hier steht nicht die Offenheit der Erkenntnisse im Mittelpunkt, sondern die inhaltliche Begrenztheit durch die Ausrichtung auf eine bestimmte vorhandene Ressource oder Kompetenzen, die einer Förderung bedürfen. Die vorliegenden Ressourcen können von der älteren Person selbst angesprochen oder aber von den professionellen Personen beobachtet werden, z. B. pflegerische Gefahrenlagen oder Risiken. Sie umfasst auch eine präventive Vorgehensweise.

Teilnehmer an einer geplanten Fallbesprechung können auch hier die betroffenen Personen, ihre Angehörigen und alle beteiligten Berufsgruppen sein.

Das Verstehensinteresse richtet sich auf die Sammlung umfänglicher Informationen zu einem bestimmten Sachverhalt, die eine oder mehrere Ressourcen und seine Förderung erklären können.

1.2.1 Die pflegerische Fallarbeit: die ressourcenorientierte Fallbesprechung

Die ressourcenorientierte Fallbesprechung beginnt mit einer Informationssammlung als Phase 1 in Anlehnung an die Phasen der hermeneutischen Fallbesprechung.

Die gesammelten Informationen werden in Phase 2 nach Ursachen und Wirkungen sortiert und die einzelnen Themenbereiche werden mit einem Titel versehen und den Ressourcen zugeordnet. Mit diesem Schritt wird die oberflächliche Struktur der gesammelten Informationen erkennbar.

In Phase 3 werden die Themenfelder zueinander in Beziehung gesetzt, um Zusammenhänge zu identifizieren. So kann die vorhandene Tiefenstruktur der gesammelten Informationen gefunden werden.

In Phase 4 und bei sehr komplex wirkenden Ressourcen kann es erforderlich sein, Priorisierungen von Ursachen und ihren Wirkungen vorzunehmen. Das reduziert die Komplexität und lässt eine Konzentration auf die Haupt- und Nebenwirkungen zu, die am ehesten und schnellsten zu einer Problemlösung aus der Perspektive der älteren Menschen führen. Daraus können auch weitere Verstehens-Hypothesen formuliert werden. Angestrebt wird, mit wenigen gezielten Entscheidungen über pflegerische Interventionen eine positive Kompetenzentwicklung zu erreichen. Auch hier führt die Priorisierung zentraler Ressourcen zu einer pflegerischen Befundung.

1.3 Der Prozess der pflegerischen Befundung am Einzelfall

Ziel der hermeneutischen und ressourcenorientierten Fallbesprechung ist das Verständnis der Oberflächen- und Tiefenstruktur der von professionellen Personen gesammelten und der subjektiven Informationen über den älteren Menschen. Eine oder mehrere Verstehens-Hypothesen stehen am Anfang des sog. pflegediagnostischen Prozesses (vgl. Schrems 2003) mit der abschließenden pflegerischen Befundung.

Die pflegerische Befundung

Für die Erstellung eines pflegerischen Befundes im Rahmen der Untersuchung einer vorliegenden Selbstständigkeit bietet sich ein regelgeleitetes Vorgehen an, dass die erarbeiteten Verstehens-Hypothesen ergänzen und ggf. evaluieren kann. Die hier ausgewählten Kriterien können einzelnen standardisierten Assessmentverfahren entstammen, die die Mobilität in allen ihren Facetten erfassen und bewerten können. Es könnten z.B. eingeführte Assessments aus dem Bereich der geriatrischen Frührehabilitation verwendet werden. Diese Assessments sind nicht verpflichtend anzuwenden, sondern dienen der Anregung für eine systematische pflegerische Befundung. Eine komplette Anfertigung aller Assessments ist analog zum Strukturmodell der entbürokratisierten Pflegedokumentation nicht erforderlich (vgl. Ein Step Projektbüro 2018).

Gegenüberstellung objektiver Daten und subjektiver Äußerungen

Die Bewertung eines Assessments kann durch Beobachtungen und Wahrnehmungen zur pflegerischen Befundung ergänzt werden. Mit der Verwendung beider Informationsquellen können subjektive und objektive Informationen gegenübergestellt und bewertet werden.

Pflegerischer Befund

Der Begriff Befund[1] beschreibt zum einen den Findungsprozess und sein Ergebnis im Sinne einer pflegerischen Diagnose und zum anderen die Gegenüberstellung zweier Befunde zwischen zwei Zeitpunkten, um die Ausprägung des pflegerischen Befundes vor und nach den pflegerischen Interventionen zu reflektieren (▶ Abb. 7).

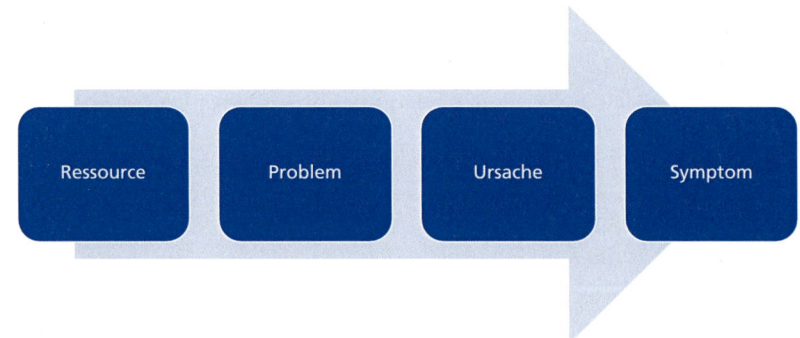

Abb. 7: Schritte der pflegerischen Befundung

Der pflegerische Befund setzt sich aus einzelnen gedanklichen Schritten zusammen, die mit der Ressource, dem Problem, seiner Ursache und seinen Auswirkungen als Symptome beschrieben werden können. Das R-P-U-S-Schema hält eine Reihenfolge der zu beschreibenden Aspekte eines pflegerischen Befundes bereit. Das Schema erweist sich als eine systematische Unterstützung bei der Formulierung und der Anpassung des pflegerischen Befundes an die individuelle Situation der älteren Person, auf die mit individuell begründeten pflegerischen Interventionen reagiert werden kann. Zu Beginn wird die vorliegende oder werden die vorliegenden Ressourcen ermittelt und beschrieben, gefolgt vom Problem, welches die fehlende Ressource verursacht. Das vorliegende Problem äußert sich meistens in Symptomen, mit deren Hilfe das Problem genauer beschrieben und bewertet werden kann.

Diese Vorgehensweise nimmt bewusst Abstand von der in der pflegerischen Fachliteratur üblichen Definition der Pflegediagnose und des pflegediagnostischen Prozesses. Bei Pflegediagnosen handelt es sich in der Regel um eine vorgegebene Taxonomie (z. B. Diagnosesammlungen der

---

1 (vgl. Duden online, Zugriff am 6.5.2018)

NANDA), in die die Symptome von Einschränkungen eingeordnet werden, um im Anschluss daran standardisierte Diagnosebeschreibungen zu verwenden.

Pflegerische Befunde unterliegen in der Regel der Veränderung, da pflegerische Interventionen zu einer Kompetenzerweiterung bei den älteren Menschen führen sollen und damit die Intensität des pflegerischen Befundes verringern. Aber auch der umgekehrte Fall kann eintreten.

Ein Fortschritt oder Rückschritt der pflegerischen Versorgung kann durch die Gegenüberstellung zweier pflegerischer Befunde zu zwei unterschiedlichen Zeitpunkten verdeutlicht werden. Damit wird es möglich, den Befund aus der Vergangenheit mit einem aktuellen Befund zu vergleichen und zu reflektieren, ob und welche der pflegerischen Interventionen zum Erfolg oder zum Misserfolg geführt haben (vgl. Schrems 2003). Die Bewertung von pflegerischen Ergebnissen setzt die Reflexion der pflegerischen Praxis, der pflegerischen Befunde und ihr Zusammenhang mit der angestrebten Zielerreichung der älteren Menschen voraus.

Pflegerische Befunde vergleichen

Eine weitere Funktion des pflegerischen Befundes ist die Darstellung eines pflegerischen Befundes, der die subjektive und professionelle Perspektive miteinander verbindet und verknüpft. Die dadurch entstehende breite Informations- und Aushandlungsbasis führt zu einer höheren Objektivität des Befundes. Die Vorgehensweise kann erstens verhindern, dass es zu falschen pflegerischen Befunden kommt. Zweitens kann sie Missverständnisse vermeiden, die ohne den Aushandlungs- und Abstimmungsprozess aufkommen können (vgl. Schrems 2003). Die Objektivierung des pflegerischen Befundes kann auch als eine qualitätsorientierte Vorgehensweise angesehen werden, denn die gleichberechtigte Verknüpfung beider Perspektiven sichert die Diagnose zusätzlich ab.

Objektivierung des pflegerischen Befundes

Diese Absicherung ist insbesondere dann von Bedeutung, wenn die pflegerischen Befunde Bestandteil von Informationsmöglichkeiten, wie z. B. pflegerischer Überleitungsbögen oder der öffentlichen Berichterstattung sind, z. B. im Rahmen der Erfassung der Diagnosen zu statistischen Zwecken. Die Darstellung des pflegerischen Befundes bildet die Basis für die inter- und intraprofessionelle Kommunikation und zur Berichterstattung im Gesundheitswesen (vgl. Schrems 2003).

Öffentliche Verwendung von pflegerischen Befunden

1.4 Das Ausbalancieren von Selbstständigkeit und das Risiko von Stürzen

Im Zentrum hermeneutischer oder ressourcenorientierter Fallbesprechungen stehen das Ausbalancieren der Selbstständigkeit der älteren Menschen mit der professionellen Sorge, auftretende Einschränkungen zu kompensieren oder Gefahrensituationen zu vermeiden. Hier entsteht

Ausbalancieren von Selbstständigkeit und professionelle Sorge

ein Spannungsfeld, das sich zwischen dem Selbstständigkeitsbedürfnis der älteren Menschen und der professionellen Sorge auftut.

Ermutigung zur Selbstständigkeit

An dieser Stelle soll auf ein weiteres Spannungsfeld eigegangen werden, dass sehr häufig auftreten kann. Ein Sturz mit der gravierenden Folge einer Fraktur führt vorübergehend zu einer Einschränkung der körperlichen Beweglichkeit. Diese kann wiederhergestellt werden, wenn es dem älteren Menschen gelingt, die Angst vor einem weiteren Sturz zu überwinden und sich einem Bewegungstraining zu unterziehen. Dies erfordert die Motivation und Ermutigung durch Pflegende, auch wenn das Bewegungs- und Selbstständigkeitsbedürfnis der älteren Menschen in dieser Situation wenig ausgeprägt ist.

Das Bedürfnis nach Selbstständigkeit kann nicht angepasst werden

In einigen Fällen nehmen die älteren Menschen ihr Sturzrisiko nicht unbedingt wahr und erhalten ihren Bewegungsradius bei oder weiten ihn aus, obwohl die Risiken eines Sturzes weiterhin bestehen. Dies geschieht z. B. oft bei Menschen mit einer Demenz, deren kognitive Bewegung eine angemessene Risikoeinschätzung nicht mehr zulässt. In dieser Situation führt ein älterer Mensch seine Selbstständigkeit unreflektiert weiter, da er kognitiv nicht in der Lage ist, dieses auf bestehende persönliche Risiken abzustimmen. Für die Pflegenden eröffnet sich ein drittes Spannungsfeld: wie kann ein Risiko, z. B. ein Sturz, vermieden werden, ohne den Bewegungsdrang und die gelebte Selbstständigkeit so stark einzuschränken, dass eine personelle Abhängigkeit entsteht.

Alle drei aufgezeigten Spannungsfelder verdeutlichen einen Zielkonflikt zwischen der Selbstständigkeit der älteren Menschen und den unterschiedlichen Herangehensweisen der Pflegenden, die mit der vorübergehenden Beschränkung von Selbstständigkeit einhergehen können. Dabei handelt es sich in der Regel um die Abwehr von Gefahren für den älteren Menschen oder den professionellen Auftrag, für hilflose Menschen Sorge zu tragen. Immer kann die Gefahr bestehen, die Selbstständigkeit zu massiv oder zu lange einzuschränken, was ein erster Schritt in die Unabhängigkeit der älteren Menschen sein kann.

1.5 Fazit

In der Gesamtschau auf das Verständnis des Einzelfalls unter besonderer Berücksichtigung pflegerischer Spannungsfelder bieten sich das Verstehen und die Untersuchung der Einschränkungen der Mobilität und in der Folge der Selbstständigkeit von älteren Menschen an.

Das Verstehen einer komplexen Lebenssituation der älteren Menschen und die gleichzeitige Fokussierung auf einen pflegerischen Befund als die Grundlage für die weiteren pflegerischen Interventionen, können helfen, diese Situationen zu reflektieren, sie als ein Spannungsfeld wahrzunehmen und abzuwägen, welche Interventionen zum Tragen kommen. Dabei ist auch das Selbstständigkeitsbedürfnis mit persönlichen Gefahrenlagen abzuwägen.

1.6 Meine Lerngeschichte

In das Lerntagebuch kann jeder Leser nach jedem Kapitel für sich Notizen anfertigen. Er kann für sich die Fragen beantworten: Welche Inhalte oder Konzepte erscheinen mir so wichtig, dass ich sie noch einmal nachlesen möchte? Welche Inhalte oder Konzepte erscheinen mir so wichtig, dass ich sie in der Praxis ausprobieren möchte? Gab es Inhalte, die mir dabei halfen, Themen aus anderen Modulen zu verstehen? Gab es Inhalte oder Konzepte, die mit meiner beruflichen Erfahrung übereinstimmen oder dieser widersprechen? Welche weiterführenden Fragen wirft das Gelernte auf? Möchte ich dazu mehr erfahren? Welche Fragen bleiben offen?

Regelmäßige Einträge zu den Fragen ergeben eine »Lerngeschichte«, anhand der, neu erworbenen Wissens in der Rückschau nachgelesen und reflektiert werden kann. So kann Bilanz gezogen werden, welches Wissen neu, was eine Wiederholung oder Vertiefung war. Die Identifikation von neuem und vertieftem Wissen ist als ein Wissenszuwachs zu verstehen.

Regelmäßige Einträge stellen ein Zwiegespräch zwischen den Leserinnen und den vorgestellten Inhalten im Buch dar, sodass in Form der Reflexion, eine Auseinandersetzung mit dem Gelernten erfolgen kann. Daraus ergeben sich neue Fragen und ggf. der Wunsch weiterzulernen.

Das Lerntagebuch eignet sich besonders zur Reflexion von Wissen in Vorbereitung auf Prüfungen, Hausarbeitern oder Abschlussarbeiten.

Die Anwendung: in kurzen Sätzen sollte versucht werden, die folgenden Lernfragen, zu beantworten. Es gibt dabei kein richtig oder falsch, denn jeder Leser findet andere Antworten und Fragen.

- Welche Inhalte oder Konzepte erscheinen mir so wichtig, dass ich sie noch einmal nachlesen möchte?
- Welche Inhalte oder Konzepte erscheinen mir so wichtig, dass ich sie in der Praxis ausprobieren möchte?
- Gab es Inhalte, die mir dabei halfen, Themen aus anderen Kapiteln zu verstehen?
- Gab es Inhalte oder Konzepte, die mit meiner beruflichen Erfahrung übereinstimmen oder dieser widersprechen?
- Welche weiterführenden Fragen wirft das Gelernte auf? Möchte ich dazu mehr erfahren?
- Welche Fragen bleiben offen?

1 Darstellung einer methodischen Vorgehensweise: den Einzelfall verstehen

Eigene Gedanken:

2 Selbstständigkeit aus der Perspektive der älteren Menschen

Die Selbstständigkeit, ein Begriff, der im pflegerischen Alltag häufig genutzt wird, ist bei näherer Analyse ein vielschichtiges Konstrukt. Im Wortstamm besteht der Begriff aus zwei Adjektiven: selbst und ständig. Beide verweisen auf zentrale Inhalte. Selbstständigkeit bedeutet Aktivitäten, hier die Aktivitäten des Alltags ständig selbst auszuführen, d. h. alle Aktivitäten des Alltags rund um die Uhr ohne die Hilfe Dritter zu erledigen.

Selbst und ständig

Selbstständigkeit als ein pflegefachlicher Begriff verfügt über fünf unterschiedliche Aspekte im Sinne unterschiedlicher Bewegungsformen eines älteren Menschen: körperliche, kognitive, emotionale, psychische und soziale Bewegung.

Körperliche, kognitive, emotionale, psychische und soziale Bewegung

Alle fünf Aspekte zusammengefügt und hinsichtlich ihrer Wechselwirkungen betrachtet, ergeben sie die Mobilität eines älteren Menschen. Sie wiederum ermöglicht es, unabhängig und nach den eigenen Vorstellungen zu agieren. Ist die Ausführung einer der fünf Aspekte gefährdet, ist sowohl die Mobilität als auch die Selbstständigkeit einer älteren Person bedroht.

Die Mobilität älterer Menschen

Die pflegefachliche Bewertung setzt an der Analyse der unterschiedlichen Aspekte und in der Folge an der Mobilität in ihrer Gesamtheit an. Sie besteht aus der Beobachtung, des Erfragens und des Untersuchens der körperlichen, kognitiven, emotionalen, psychischen und sozialen Bewegung. Damit erweitert sich das hermeneutische und ressourcenorientierte Verstehen einer individuellen Situation des älteren Menschen um die Erkundung und Überprüfung seiner Bewegungen. Während das hermeneutische und ressourcenorientierte Verstehen durch die Kommunikation mit dem älteren Menschen oder durch die Auswertungen von Beobachtungen seiner Bewegung erfolgt, erweitert die erkundende Untersuchung der Bewegung das Erkennen von Einschränkungen in der Mobilität. Für die Untersuchung ist es notwendig, dass der ältere Mensch in einer vorgegebenen »Laborsituation« gezielte Bewegungen ausführt, um sie in Echtzeit zu erfassen und im Anschluss daran zu bewerten. Dies kann durch den Einsatz von sog. Assessments erfolgen.

Erkundende Untersuchung zur Analyse der Mobilität

2.1 Die körperliche Bewegung

Körperliche Bewegung mit Rumpf, obere und untere Extremität

Bei der körperlichen Bewegung handelt es sich um die Bewegungen, die der ältere Mensch mit seinen oberen, unteren Extremitäten und seinem Rumpf ausführen kann. Dabei ist er auf alle funktionellen Fertigkeiten angewiesen, z. B. bei der Positionierung auf einer Liegefläche, dem Sitzen an einer Kante, auf einem Stuhl, in einem Sessel, den Transfer zwischen zwei Sitzgelegenheiten, dem Aufstehen in eine aufrechte Position, dem Stehen, dem Gehen, dem Laufen, dem Überwinden von Stufen und anderen Hindernissen zum Verlassen der Wohnung und dem Aufenthalt im Freien. In Anlehnung an den inzwischen in der Praxis evaluierten Expertenstandard »Erhaltung und Förderung der Mobilität bzw. körperlicher Bewegung in der Pflege« wird unter Mobilität die Eigenbewegung des Menschen mit dem Ziel, sich eigenständig fortzubewegen oder eine Lageveränderung des Körpers vorzunehmen, verstanden (vgl. DNQP 2014).

Die oberen Extremitäten ermöglichen dabei die Ausführung des Greifens, des Haltens, des Umfassens von Gegenständen zum Tragen. Die unteren Extremitäten ermöglichen, selbstgewählt und zeitunabhängig einen Ortswechsel auszuführen, um sich im näheren und weiteren Lebensumfeld zu bewegen und aufzuhalten und z. B. soziale Kontakte zu pflegen. Der Rumpf als Verbindung von oberen und unteren Extremitäten gibt die nötige Stabilität zur Ausführung verschiedener Bewegungen und fungiert als ein Punkt des Körpers, von dem aus Bewegungen initiiert werden. Ist die Stabilität des Rumpfes nicht gegeben, so wird die Nutzung der unteren und oberen Extremitäten nicht uneingeschränkt möglich sein.

Kriterien der normalen Bewegung

Die Untersuchung und die anschließende Korrektur der körperlichen Bewegung setzt voraus, die Kriterien der normalen Bewegung zu kennen, um sie in neue Bewegungsmuster zu integrieren. Eine individuelle normale Bewegung ermöglicht dem älteren Menschen die selbstständige Fortbewegung ohne fremde Hilfe und orientiert sich dabei an seinem individuellen Bewegungsmuster. Die Kriterien einer normalen Bewegung können sein:

- Sie ist individuell und unverwechselbar aber in ihren Grundprinzipien vergleichbar.
- Sie ist fließend in Tempo und Variation, d. h. in der Anpassung auf wechselnde Anforderungen harmonisch.
- Sie ist ökonomisch, d. h. es wird nur so viel Kraft aufgewendet, wie für eine bestimmte Bewegung unbedingt erforderlich, um die Gelenke zu schonen.
- Sie ist adaptiert, d. h. der Muskeltonus wird an die jeweilige Bewegungsanforderung einer Situation angepasst.
- Jede Bewegung verfolgt ein Ziel, d. h. sie ist immer zielgerichtet auf die Erfüllung einer Aktivität des Denkens und des Handelns.

- Sie erfolgt automatisch, d. h. ohne darüber nachzudenken können Bewegungen ausgeführt werden, dazu gehört auch die Initiierung von Schutzmechanismen, wie z. B. das Abstützen, schnelles Zurückziehen einer Hand, das Festhalten.
- Sie erfolgt automatisiert, d. h. sie ist schon so oft wiederholt worden, dass sie verinnerlicht ist, z. B. Laufen und Fahrrad fahren (vgl. Friedhoff et al. 2007).

Sind die Untersuchung der körperlichen Bewegung angezeigt, so können Pflegende die älteren Menschen auffordern, diese vor ihren Augen auszuführen. Von Interesse ist bei der Untersuchung der Beginn, die Reihenfolge verschiedener Bewegungen und ihre Beendigung, um ein vorgegebenes Ziel, z. B. die Bewältigung einer vorgegebenen Gehstrecke, zu erreichen.

Für die oberen Extremitäten kann ein Ziel das Tragen von Lasten, das Mitführen von Gegenständen, wie Hilfsmittel sein, das Ausführen von Alltagstätigkeiten rund um die Selbstpflege oder die Nutzung von Alltagsgegenständen. Für die unteren Extremitäten kann es das Aufrichten des Oberkörpers und den Rumpf, dem Transfer zwischen unterschiedlichen Sitzgelegenheiten, eine vordefinierten Gehstrecke, wie z. B. dem Überqueren einer Straße oder des Treppensteigens sein.

Die körperliche Beweglichkeit kann im Falle des Verlustes oder einer Einschränkung erhalten und wiedererlangt werden, um alle basalen und instrumentellen Kompetenzen auszuführen (siehe auch Kompetenzen älterer Menschen, Band 1 dieser Reihe). Dies geschieht durch die Einübung individueller und physiologischer Bewegungsmuster anhand von Zielsetzungen aus dem Alltag der älteren Menschen, die als ein Training immer wieder wiederholt werden und so ausgebaut werden können. Das Erreichen der eigenen Belastungsgrenze und ihrer gezielten Überschreitung ist erforderlich, um zu einem Trainingserfolg zu gelangen.

Um einen Status für die körperliche Beweglichkeit zu erfassen, existieren eine Reihe von Untersuchungs- oder Assessmentinstrumente. Eine kleine Auswahl soll hier vorgestellt werden, die mit einer entsprechenden Einweisung von Pflegenden ausgeführt werden kann. Die Entscheidung über ihre Anwendung obliegt der Pflegefachkraft, die abwägen sollte, ob ein Befund aus einem Assessment einer pflegefachlichen Einschätzung überlegen ist oder zu umfassenderen Ergebnissen kommt.

Untersuchungs- und Assessmentinstrumente

Beim Timed-up-and-go-Test handelt es sich um eines der am einfachsten auszuführenden Assessment aus dem Bereich der körperlich-funktionellen Bewegung. Der ältere Mensch wird gebeten, aus dem Sitz aufzustehen, um drei Meter hin und zurück zu gehen und sich wieder hinzusetzen. Die Nutzung von Hilfsmitteln ist erlaubt. Benötigt der ältere Mensch mehr als 20 Sekunden, ist davon auszugehen, dass er nicht rechtzeitig eine Haustür öffnen kann, wenn es klingelt oder eine ampelgeregelte Straße schnell genug überqueren kann. Es liegt dann eine ausgeprägte funktionelle Bewegungseinschränkung vor (vgl. Homepage Kompetenzzentrum Geriatrie 2019). Ein Trainingserfolg könnte sein, die 20

timed up and go

Sekunden durch Lernen eines optimalen Bewegungsmusters und durch stetiges Training der körperlichen Beweglichkeit zu unterschreiten, um die Ausführungsgeschwindigkeit zu steigern und um alltägliche Aktivitäten routinierter auszuführen.

Performancetest nach Tinetti

Ein weiteres Assessment, welches die funktionelle und körperliche Bewegung erfasst und bewertet, ist der Perfomancetest nach Tinetti. Der ältere Mensch führt einer Pflegenden sein Aufstehen, Gehen, Laufen vor, um die Balance und das Gehen vorzuführen. Genau analysiert wird beim Balancetest das Gleichgewicht im Sitzen, Aufstehen vom Sitzen, Balance in den ersten fünf Minuten, Standsicherheit, Stehsicherheit mit geschlossenen Augen, eine Drehung des Körpers um 360 Grad, die Reaktion auf einen Stoß gegen die Brust und wieder hinsetzen. Bei einer Gehprobe werden die Schrittauslösung, Schritthöhe, Schrittlänge, Schrittsymmetrie, Gangkontinuität, Wegabweichung, Rumpfstabilität und Schrittbreite beobachtet. Für jede einzelne Aufforderung können Punkte vergeben werden. Erreicht die ältere Person nicht mehr als 15 Punkte, ist von einer Einschränkung in der körperlichen funktionellen Bewegung mit einem erhöhten Risiko zu stürzen, auszugehen (vgl. Homepage Kompetenzzentrum Geriatrie 2019. Auch hier soll bewertet werden, wie die körperliche Bewegung in Geh- und Standphasen einer älteren Person erscheint.

Barthel-Index

Ein weiteres Assessment ist der sog. Barthel-Index, der als ein Assessment zur Bewertung der Fähigkeit zur körperlichen Selbstversorgung im Alltag und deshalb im weitesten Sinne der Selbstständigkeit zu verstehen ist. Er besteht aus 10 verschiedenen Items, die die einzelnen Alltagskompetenzen, wie z. B. das Laufen, Essen und Trinken, Ausscheidung oder Körperpflege repräsentieren. Verfügt ein älterer Mensch über eine hohe Kompetenz der Selbstversorgung, erhält er eine hohe Gesamtpunktzahl, die zwischen 0 und 100 Punkten liegen kann. Eine niedrige Gesamtpunktzahl steht für ausgeprägte Einschränkungen in der Selbstversorgung, eine hohe Punktzahl für geringe Einschränkungen in der Selbstversorgung (vgl. Homepage Kompetenzzentrum Geriatrie 2019). Die Items des Barthel-Index integrieren einige Aspekte zum Thema körperlicher Bewegung, weiten in ihrer Gesamtheit aber auch den Blick auf die restlichen Alltagsfunktionen, die nur mit ausreichender körperlicher Beweglichkeit zu bewältigen sind.

Schlüsselkompetenz körperliche Bewegung

In der Gesamtschau auf die körperliche Bewegung zeigt sie ihre hohe Relevanz für die älteren Menschen durch das Vorhandensein zahlreicher Assessments, mit denen sie untersucht werden kann. Das liegt zum einen an der Möglichkeit standardisierte körperliche Bewegung durch Beobachtung zu bewerten und zum anderen an der Bedeutung als eine Schlüsselressource für die Bewältigung sämtlicher Alltagskompetenzen, denn die körperliche Bewegung kann der Ausgangspunkt für viele weitere Kompetenzen sein und bietet damit die Möglichkeit, im Alltag unabhängig zu sein.

2.2 Die kognitive Bewegung

Die kognitive Bewegung baut auf den Ressourcen der Fähigkeit zur Aufmerksamkeit, der Konzentration, der Merkfähigkeit und des Denkens auf und führt zum kognitiven Verständnis und der Speicherung von Informationen, die jederzeit für die Ausführung einer Aktion abgerufen werden können. Während einer Aktion kann es notwendig sein, sie vollständig auszuführen und gleichzeitig flexibel auf neu auftretende Situationen zu reagieren. Dieses Verständnis für und die Neueinschätzung von Situationen sind erforderlich, um Aktionen der älteren Menschen an einen neuen Kontext anzupassen. Die Nutzung vorhandener Ressourcen und die Anpassung an verschiedene Aktionen bilden zusammen einen Teil des Lernens und des Trainings. Werden diese Ressourcen kontinuierlich abgerufen, entsteht zum Lerneffekt zusätzlich ein Trainingseffekt, der das Empfinden einer persönlichen Sicherheit und Nachhaltigkeit bei den angestrebten Aktionen nach sich ziehen kann.

Kognitive Bewegung ermöglicht Denken und Training

Auch hier stehen Möglichkeiten zur genaueren Untersuchung in Form von standardisierten Assessments zur Verfügung. Es können kognitive Defizite mit dem Mini-Mental-Status-Test aufgespürt werden, indem z. B. alltägliche Fragen zur zeitlichen und örtlichen Orientierung, Rechenaufgaben, eine Schreib- und Formulierungsaufgabe und Handlungsaufgaben gestellt werden. Es folgt die Bewertung der erfolgreich gelösten Anforderungen und die daraus ermittelte Punktzahl teilt eine mögliche Einschränkung der kognitiven Beweglichkeit in verschiedene Schweregrade ein (vgl. Homepage Kompetenzzentrum Geriatrie 2019).

Mini-Mental-Status-Test

Die kognitive Bewegung bildet die Basis für das erfolgreiche Bestehen der täglichen Anforderungen an das Gedächtnis. Auch hier ist die kognitive Bewegung Basis für die individuelle Unabhängigkeit der älteren Menschen. Allerdings stehen für das Training kognitiver Beweglichkeit nur eingeschränkte Trainingsmöglichkeiten zur Verfügung, wie z. B. Gedächtnisübungen. Ergänzt werden können diese Bestrebungen durch individuelle Anstrengungen der älteren Menschen selbst, z. B. durch die Pflege sozialer Kontakte, die aktive Auseinandersetzung mit eigenen Problemen und die Suche nach einer Lösung.

Bewältigung täglicher Anforderungen

2.3 Die psychische Bewegung

Die psychische Bewegung baut auf den Ressourcen der Fähigkeit der eigenen Vergebung, der Vergebung anderer und der individuellen Handlungsfähigkeit auf und führt zu einer gezielten Reaktion auf Anforderungen und insbesondere auf sich verändernde Anforderungen an den älteren Menschen. Diese Handlungsorientierung kann zur Erreichung

Handlungsorientierung durch psychische Bewegung

oder der Anpassung eines Ziels genutzt werden. Wird es für die älteren Menschen erforderlich, auf die eigene sich ändernde Lebenssituation oder ein Lebensumfeld zu reagieren, sind sie auf ihre psychische Beweglichkeit angewiesen. Sie bildet das Fundament für den erfolgreichen Umgang mit Verlusten, Misserfolgen oder gesundheitsbedingten Rückschlägen. Die Aspekte der psychischen Beweglichkeit lassen sich am ehesten durch ein Gespräch mit den älteren Menschen ermitteln. Die Selbsteinschätzung der älteren Menschen hinsichtlich ihrer eigenen Motivation kann Auskunft geben, über bisherige erfolgreiche Strategien oder sog. Motivatoren, die dazu führen Misserfolge zu übergehen und Fortschritte zu sehen.

Selbsteinschätzung durch ein Gespräch

Das zentrale Moment der psychischen Beweglichkeit ist das der Motivation. Ihre Stabilität oder auch Instabilität kann bewirken, dass eine Anforderung im Alltag unter Erschwernissen gemeistert oder nur mit personeller Hilfe ausgeführt werden kann. Sie ist z. B. wichtig, wenn ältere Menschen ihre Unabhängigkeit wiedererlangen möchten und deshalb ihre vorhandene Pflegebedürftigkeit überwinden können.

2.4 Die emotionale Bewegung

Bewältigungsfähigkeit durch emotionale Bewegung

Die emotionale Bewegung entsteht aus der Ressource der Bewältigungsfähigkeit. Ältere Menschen benötigen sie, um sich auf die stets verändernde Lebenssituation oder die Veränderungen des Lebensumfeldes einzustellen. Veränderungen ergeben sich bei den älteren Menschen selten aus einem eigenen Antrieb heraus, sondern eher aus externen Einflüssen oder Einwirkungen, auf die sie reagieren müssen. Der Bewältigungsprozess beginnt meist nach dem Erleben einer schweren Erkrankung, eines kritischen Lebensereignisses oder einem Einzug z. B. in eine stationäre Pflegeeinrichtung. Er kann zu einer inneren Unruhe führen, die einer starken Verunsicherung und Ängsten geschuldet ist und möglicherweise die Handlungs- und Entscheidungsfähigkeit vorübergehend einschränken kann. Diese Reaktionen können wiederum die individuelle Motivation absenken oder aber auch bestärken, was von der persönlichen Bewältigungsstrategie abhängt. So können sich ältere Menschen für aktives Handeln oder dem nichthandeln durch Vermeidung entscheiden, je nach dem, mit welchen Erfolgschancen sie rechnen.

Bewältigung von externen Einflüssen

2.5 Die soziale Bewegung

Auch die soziale Bewegung basiert auf verschiedenen Ressourcen, wie der Fähigkeit zur Kommunikation oder der Kontakt- und Beziehungsfähigkeit. Bei älteren Menschen können aufgrund der Verschlechterung der Sinnesorgane oder krankheitsbedingter Veränderungen, Probleme mit der Kommunikation auftreten, die sich auf soziale Kontakte auswirken können. Aber auch die stetige Vereinsamung der älteren Menschen durch den Tod von Freunden und Verwandten, führt zu einer stetigen Abnahme sozialer Kontakte zu Vertrauenspersonen.

Soziale Bewegung als Kontakt- und Beziehungsfähigkeit

Ältere Menschen legen eher Wert auf die Qualität von Beziehungen als auf ihre Quantität. Dieses Verhalten birgt die Gefahr, dass es langfristig nur wenige Beziehungen geben wird, die das private soziale Netzwerk bilden können, die ihren Qualitätsansprüchen genügen. So steht nicht selten nur ein professionelles Netzwerk, bestehend aus professionellen Helfern, zur Verfügung, die anstelle eines fehlenden privaten Netzwerks treten.

Die soziale Bewegung beschränkt sich aber nicht nur auf das Gestalten von Beziehungen zu anderen Menschen. Sie kann auch definiert werden als der Umgang mit Barrieren, die sozialen Aktivitäten vorgelagert sind. Zu nennen wären z. B. die Möglichkeit sich Informationen auf unterschiedlichen Wegen zu beschaffen. Aber auch alle Möglichkeiten der Fortbewegung, z. B. Auto fahren oder das Nutzen öffentlicher Verkehrsmittel gehören dazu.

Soziale Bewegung zur Erweiterung des Bewegungs- und Aktionsradius

Für die älteren Menschen spielt der Zugang zu für sie wichtigen Informationen, wie z. B. zu Freizeitaktivitäten, Informationen von Behörden oder Pflegekasse eine wichtige Rolle. Dabei geht es nicht nur um die Zugänglichkeit zu Informationen, z. B. über das Internet, sondern auch, um die Aufbereitung der zur Verfügung gestellten Informationen, z. B. Schriftgröße, Vorlesedateien.

Die Zugänglichkeit zu sozialen Kontakten hängt für die älteren Menschen von der Barrierefreiheit des öffentlichen Nahverkehrs ab. Dabei kann es um die Nähe zu Haltestellen gehen oder um die Möglichkeit des barrierefreien Einsteigens in ein öffentliches Verkehrsmittel. Der öffentliche Nahverkehr konkurriert auch bei den älteren Menschen mit ihrem eigenen PKW, den sie so lange als möglich nutzen möchten.

Ein weiterer Aspekt der sozialen Bewegung kann die barrierefreie Umgebung sein. Damit ist z. B. die Ausstattung von Bahnhöfen mit Fahrstühlen, niedrige Bürgersteige oder gute Beleuchtung, gemeint. Sind diese Voraussetzungen erfüllt, kann es den älteren Menschen gelingen, sich mit ihrem Hilfsmittel und dadurch unabhängig von Dritten zu Veranstaltungen oder einer Freizeitaktivität einzufinden.

2.6 Fazit

Die Mobilität von älteren Menschen setzt sich zusammen aus der körperlichen, kognitiven, emotionalen, psychischen und sozialen Bewegung und bildet eine begriffliche Klammer um die verschiedenen Arten von Bewegung (▶ Abb. 8).

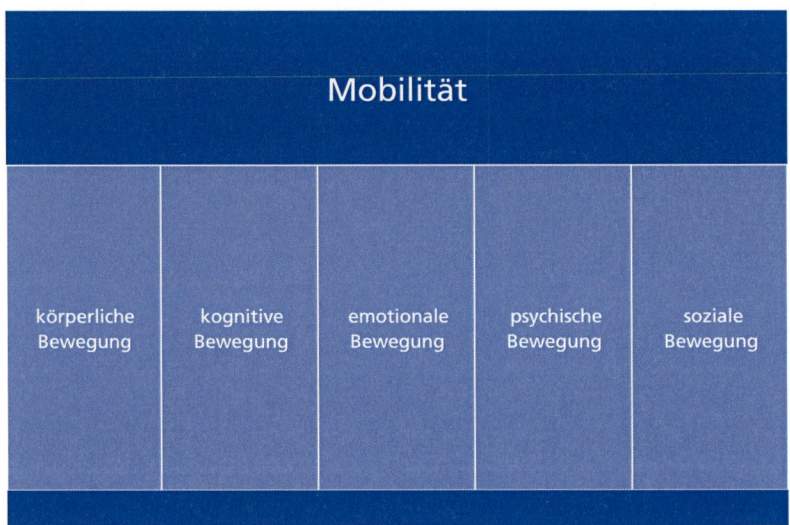

Abb. 8: Die Mobilität der älteren Menschen

Mobilität setzt sich aus den fünf verschiedenen Bewegungen zusammen. Dieses umfassende Verständnis von Mobilität knüpft an den Ergebnissen der Bewegungs- und Sportwissenschaft an. Demnach ermöglicht die Mobilität es den älteren Menschen sich zu bewegen (»Movement«), um eine zielgerichtete Handlung (»Action«) auszuführen (vgl. Vanden-Abelee et al. 2012). Was eine zielgerichtete Handlung für die älteren Menschen ist, lässt sich an den für sie wichtigen Aspekte eines guten Lebens im Alter festmachen, welche insbesondere die größtmöglichen persönlichen Entscheidungs- und Gestaltungsspielräumen bei der Alltags- und Freizeitgestaltung sind.

Die Verknüpfung von Mobilität und Handlung verdeutlicht die hohe Relevanz im Zusammenhang mit der Selbstständigkeit der älteren Menschen. Sie stellt sicher, dass Mobilität keine isolierte Kompetenz ist, sondern die Grundlagen für das gesamte Alltagshandeln. Die Zusammenhänge von Mobilität und Handlung spielen auch bei der Einschätzung des Risikos von Pflegebedürftigkeit eine Rolle. Ist einer der beiden Aspekte oder beide in der täglichen Umsetzung bedroht, kann Pflegebedürftigkeit auftreten, da die persönliche Unabhängigkeit der älteren Menschen bedroht oder eingeschränkt ist.

2.7 Meine Lerngeschichte

Zum Ende dieses Kapitels ist wieder die Möglichkeit vorgesehen, ein persönliches Lerntagebuch weiter zu vervollständigen.

Lernfragen

- Welche Inhalte oder Konzepte erscheinen mir so wichtig, dass ich sie noch einmal nachlesen möchte?
- Welche Inhalte oder Konzepte erscheinen mir so wichtig, dass ich sie in der Praxis ausprobieren möchte?
- Gab es Inhalte, die mir dabei halfen, Themen aus anderen Kapiteln zu verstehen?
- Gab es Inhalte oder Konzepte, die mit meiner beruflichen Erfahrung übereinstimmen oder dieser widersprechen?
- Welche weiterführenden Fragen wirft das Gelernte auf? Möchte ich dazu mehr erfahren?
- Welche Fragen bleiben offen?

Eigene Gedanken:

_____

_____

_____

_____

_____

_____

3 Selbstständigkeit aus der Perspektive der älteren Menschen

Selbstständigkeit als Basis für Alltagsaktivitäten

Es kann davon ausgegangen werden, dass Selbstständigkeit für die älteren Menschen eine zentrale Bedeutung hat, ist sie die Basis für alle weiteren Aktivitäten, die für die Gestaltung und Bewältigung des Alltags erforderlich sind. Eine uneingeschränkte Selbstständigkeit wirft in der Regel keine Schwierigkeiten im Alltag auf. Handelt es sich aber um eine eingeschränkte Selbstständigkeit kommt es sehr auf die vorhandenen Ressourcen der älteren Menschen an, die zur Kompensation der vorliegenden Defizite zur Verfügung stehen. Dabei stellt sich die Frage welche und wie viele unterschiedliche Bewegungen, also Aspekte der Mobilität vorhanden sind, welche durch ein (Wieder-) Erlernen oder durch systematisches Training ausgebaut werden können und welche evtl. durch eine Erkrankung oder Behinderung unwiederbringlich verloren sind.

Um sich der Komplexität der Selbstständigkeit von älteren Menschen zu nähern, soll sie aus verschiedenen Perspektiven beleuchtet werden: die Möglichkeiten und Grenzen von Selbstständigkeit älterer Menschen, die Vorstellungen von Selbstständigkeit von älteren Menschen, ihre Selbstständigkeit zwischen erlebter Abhängigkeit und Unabhängigkeit, erlebte Selbstständigkeit und Sicherheit und ihre Möglichkeiten von Lernen und Training.

3.1 Möglichkeiten und Grenzen der Selbstständigkeit im Alter

Eingeschränkte Selbstständigkeit als häufiges Phänomen

Einschränkungen in der Selbstständigkeit bei älteren Menschen ist ein häufig auftretendes Phänomen. Die Ursachen sind meist körperliche und kognitive durch akut oder chronisch auftretende Erkrankungen, wie z. B. die Fraktur einer Extremität oder eine sich entwickelnde Demenz. Eine akute Ursache, wie eine Fraktur der Hüfte, führt ganz plötzlich zur Einschränkung der körperlichen Beweglichkeit. Beim Auftreten einer Demenz handelt es sich um eine schleichend auftretende Einschränkung der kognitiven Fähigkeiten, die sich im Laufe der Zeit immer weiter verschlechtert, bis es im späten Verlauf auch zu körperlichen Einschränkungen kommen kann. Körperliche und kognitive Erkrankungen können zu

Grenzen in der Mobilität bei den älteren Menschen führen. Diese Grenzen sind nicht zu durchbrechen, wenn die psychische oder emotionale Konstitution dies nicht zulässt. Ist sie robust genug, kann sie als ein förderndes Element zur individuellen Selbstständigkeit angesehen werden.

Das Leben der älteren Menschen findet trotz gesundheitlicher Einschränkungen und anderer Behinderungen im Kontext der Gesellschaft statt und passt sich ihrem Wandel an. Für ihre Freizeit- und Alltagsgestaltung wird Mobilität benötigt, denn der aktive Alltag der älteren Menschen findet mitten in der Gesellschaft statt (vgl. Mollenkopf et al. 2008). Dennoch wird den älteren Menschen eher eine passive Rolle zugewiesen, da ein zunehmendes Alter mit abnehmender Leistungsfähigkeit und Produktivität in Verbindung gebracht wird. Bei einer differenzierten Betrachtung des Alters wird deutlich, dass sie diese Rolle nicht bedingungslos annehmen, sondern sich in der Familie oder bürgerschaftlich engagieren, z. B. in Ehrenämtern (vgl. Mollenkopf et al. 2008).

Alter findet in der Gesellschaft statt

Dies tun sie, auch wenn sich im Laufe der Zeit ihre strukturellen Rahmenbedingungen und ihre räumliche Umwelt ändern, was eine Anpassung der Mobilität nach sich ziehen wird (vgl. Mollenkopf et al. 2008). Strukturelle Veränderungen ergeben sich aus veränderten Familienstrukturen oder des Freundeskreises. So leben viele ältere Menschen allein, ihre Angehörigen leben teilweise weit entfernt oder frühere Freunde leben nicht mehr. Familienersatz können dann fremde Menschen sein, wie z. B. ehrenamtliche oder professionelle Helfer. Für die älteren Menschen bedeutet dies, dass die soziale Bewegung unter besonderen Bedingungen neu aufgebaut und aufrechterhalten werden sollte, z. B. durch den Aufbau eines professionellen Netzwerks.

Reaktion auf strukturelle Veränderungen

Auch die räumlichen Strukturen ändern sich, indem die vorhandene private Wohnung ggf. an die Bedürfnisse der älteren Menschen angepasst wird, z. B. steht ein Umzug in eine kleinere Wohnung oder Umbaumaßnahmen an. Es macht des Weiteren einen Unterschied, ob sich die Wohnung im städtischen oder im ländlichen Raum befindet, z. B. bei der Notwendigkeit der Nutzung öffentlicher Verkehrsmittel, dem Zugang zu Veranstaltungen oder Einkaufsmöglichkeiten und gesundheitlichen Unterstützungsdiensten.

Aus Befragungen von älteren Menschen lassen sich Tendenzen aufzeigen, wie sie sich den veränderten Anforderungen, den Möglichkeiten und den Grenzen an ihre Mobilität stellen. Zu nennen wären hier z. B. ein Umzug in eine kleinere Wohnung, in eine stationäre Pflegeeinrichtung, die Inanspruchnahme von professionellen Helfern, die Realisation von sozialrechtlichen Ansprüchen, dem selbst entwickelten Umgang mit chronischen und akuten Erkrankungen oder mit einer aufgetretenen Ortsfixierung oder Immobilität (vgl. Mollenkopf et al. 2008).

Die älteren Menschen stellen sich trotz ihrer Einschränkungen den Anforderungen, die sie als ihre Lebensaufgaben ansehen. Lebensaufgabe können die Beteiligung an der Erziehung der nachfolgenden zukünftigen Generation, z. B. der Enkelgeneration, sein und zeitgleich die Integration der von der eigenen Endlichkeit geprägten Existenz

Im Alter die Lebensaufgaben erfüllen

in die noch verbleibende Lebenszeit, z. B. durch die Erfüllung persönlicher Anliegen. Die Erfüllung dieser Lebensaufgaben machen eine sozial integrierte, aktive Lebensgestaltung im Alter erforderlich, um die persönlichen und zeitlichen Freiräume im Alter bei gleichzeitig zunehmendem Risiko physischer, sensorischer oder kognitiver Einschränkungen zu nutzen. Damit stellen sich neue Anforderungen, die im Verlauf des Alterns bewältigt werden müssen:

- Die Erhaltung sozialer Beziehungen und sozialer Teilhabe.
- Die Aufrechterhaltung von Selbstständigkeit und Wohlbefinden.
- Eine sinnvolle Gestaltung der frei gewordenen Zeit
- sowie die Übernahme von Verantwortung für sich selbst und die soziale und physische Umwelt.
- Die Erhaltung von Selbstständigkeit in Gesundheit und Krankheit.
- Die selbstständige und erfolgreiche Durchführung von Aktivitäten mit Erledigungscharakter – z. B. Einkäufe und Arztbesuche.

Stärkung des Selbstbildes und der Selbstwertschätzung

Die erfolgreiche Bewältigung dieser Anforderungen stärken das Selbstbild und die Selbstwertschätzung hinsichtlich der Unabhängigkeit und deshalb kann der Erhalt der Selbstständigkeit die Basis für die Erfüllung der oben benannten Lebensaufgaben sein. Beides stärkt und erhält zusätzlich die Eigenverantwortung für die finanzielle und gesundheitsbezogene Vorsorge im eigenen Alter. Selbstständigkeit im Sinne von Mobilität ermöglicht eine Freizeitgestaltung und Freizeitaktivitäten, denn als intrinsisch motivierte Tätigkeiten sollen sie Freude und Vergnügen bereiten und führen zu persönlichem Wohlbefinden (vgl. Mollenkopf et al. 2008). Die Kombination aus der Erfüllung individueller Lebensaufgaben mit sinnvollen Freizeitaktivitäten, geben den älteren Menschen das Gefühl »gebraucht zu werden« bzw. »zu etwas nütze zu sein«, denn ihr Fehlen kann das psychische Gleichgewicht und die positive gesundheitliche Entwicklung beeinträchtigen (vgl. Mollenkopf et al. 2008).

Realistische Einschätzung und Anerkennung der vorhandenen Möglichkeiten und Grenzen

Für die Erfüllung der Lebensaufgaben benötigen die älteren Menschen eine realistische Einschätzung und Anerkennung der vorhandenen Möglichkeiten und Grenzen ihrer Mobilität. Dabei sind sie auf eine bedürfnisgerechte Mobilitätsgestaltung angewiesen. Durch technische Möglichkeiten kann Mobilität auf unterschiedlichen Ebenen unterstützt werden: Aufgrund leichter zugänglicher und barrierefreier Verkehrsmittel und einfacher Informationsübertragungssysteme, können sie leichter Distanzen überwinden und brauchen auch in der Ferne nicht auf Aspekte des gewohnten Umfeldes und auf die heimatliche Anbindung zu verzichten. Bei Mobilitätseinschränkungen und einem damit verbundenem Aufenthalt in der Wohnung können insbesondere Kommunikations-, Informations- und Medientechnologien dazu genutzt werden, soziale Beziehungen zu erhalten, neue zu knüpfen, sich vor Kontaktlosigkeit und Isolation zu schützen und im Falle von Krankheit und Pflegebedarf Hilfe und Unterstützung zu organisieren (vgl. Mollenkopf et al. 2008).

3.2 Die Vorstellung von Selbstständigkeit bei älteren Menschen im privaten Wohnraum und in der Öffentlichkeit

Werden ältere Menschen zu ihren eigenen Vorstellungen von Selbstständigkeit gefragt, äußern sie sich zu ihrem privaten Wohnraum und insbesondere zum Aufenthalt draußen. Dies verbinden sie mit ihrer Normalität, die sie anstreben und erhalten möchten. Dies trifft auch zu, wenn sie vorübergehende Einschränkungen in der Mobilität, z. B. nach einer Erkrankung, hinnehmen müssen. Das bedeutet im Umkehrschluss aber auch, dass der ausschließliche Aufenthalt in der Wohnung und dort evtl. nur in einem Zimmer ortsfixiert zu sein, nicht ihrer Normalität entspricht.

Mobilität außerhalb der Wohnung ist Normalität

Aussagen älterer Menschen aus offenen Interviews zeigen, was es für sie bedeutet, aus dem Haus gehen zu können, wie wichtig die draußen verbrachte Zeit für sie ist, gerade weil der Aktionsradius und das Aktivitätsspektrum außerhalb der Wohnung abnehmen könnte. Antworten wie »Freude!«, »Ich will mich bewegen und fühl‹ mich dabei wohl!«, »Ich muss raus, muss wissen, was in der Natur los ist!«, »Um nicht zu vereinsamen!«, »Jederzeit, wenn ich will, auch rausgehen können.«, »Sonst fällt mir hier die Decke auf den Kopf!«, oder: »Ein Beweis, dass ich noch ein Mensch bin wie andere Menschen auch.« verdeutlichen, dass Mobilität für sie über die Notwendigkeit alltäglicher Erledigungen hinaus mit so vielfältigen Aspekten wie der Erfahrung von Neuem und Anregendem, mit körperlicher Bewegung und dem Erleben von Natur sowie der Begegnung mit anderen Menschen verbunden ist (vgl. Mollenkopf et al. 2008). Der Aufenthalt im Freien bietet die Gelegenheit, sich kognitiv, körperlich, emotional, psychisch und sozial zu bewegen.

Wichtig ist der Aufenthalt im Freien

Diese Aussagen ändern sich auch mit zunehmendem Alter nicht, denn mit den Antworten aus einer Folgebefragung nach zehn Jahren wurden ähnliche Dimensionen angesprochen: »Ein Stück Lebensqualität!«, »Das macht eine ganz große Freude für mich, das macht mir immer wieder Freude, frische Luft zu schnappen.«, »Abwechslung, Kontakte mit anderen Leuten und auch die Bewegung an sich im Freien.«, »Eine riesige Freiheit. Unabhängigkeit. Freiheit.«, »Bewegungsfreiheit, und 'en bissl was muss man ja auch sehen, was es Neues gibt …«, »Ich bin glücklich, dass ich noch selber da raus kann und selber mich bewegen kann!«

Durch Selbstständigkeit ein vollwertiges Mitglied der Gesellschaft

Mobilität bedeutet also über eine längere Zeitspanne hinweg mehr als ein Mittel der Fortbewegung zum Erreichen bestimmter Ziele oder dem Zurücklegen einer bestimmten Wegstrecke, nämlich Freude und Selbstbestätigung, Teilhabe an der natürlichen Umwelt und soziale Kontakte, Unabhängigkeit und Wahlfreiheit und speziell im fortgeschrittenen Alter das Gefühl, noch ein vollwertiges Mitglied der Gesellschaft zu sein (vgl. Mollenkopf et al. 2008).

Hilfsmittel und Verkehrsmittel zur Förderung der Mobilität

Um eine individuelle Mobilität zu erreichen, ist für viele ältere Menschen das Laufen mit oder ohne Hilfsmittel relevant. Aber auch die Nutzung eines eigenen Fahrrads, Motorrads, Autos oder des öffentlichen Personennahverkehrs entfalten für sie eine Bedeutung. Auch wenn die Nutzung eines Verkehrsmittels weitere Kompetenzen, eine Fahrbefugnis und die Kenntnis eines Verkehrsnetzes voraussetzt, sehen sie darin eine Form der Mobilitätsförderung.

3.3 Die Bedeutung von erlebter Sicherheit und Selbstständigkeit

Wie in den vorangegangenen Kapiteln gezeigt werden konnte, spielt die Mobilität in all ihren Ausprägungen, d. h. die körperliche, kognitive, emotionale oder soziale Mobilität eine bedeutende Rolle im Leben der älteren Menschen, ist sie doch in der Lage, Lebensqualität durch Selbstständigkeit und damit Autonomie zu erzeugen.

Abwägen von Mobilitätsbedürfnissen und Sicherheit

Genau diese Lebensqualität und Autonomie sind gefährdet, wenn sich bei den älteren Menschen Mobilitätseinschränkungen einstellen. In diesem Fall wägen die älteren Menschen zwischen den Mobilitätsbedürfnissen und den Sicherheitsbedürfnissen ab und entscheiden sich für das im Moment für sie sinnvollere und relevantere Tun. Eine eingeschränkte Mobilität kann z. B. zu einem erhöhten Sicherheitsbedürfnis führen, was sich in einer zurückhaltenden oder sogar dem Verzicht auf Mobilität äußern kann, z. B. lehnen die älteren Menschen den Aufenthalt im Freien ab. Aber auch kognitive Einschränkungen z. B., können dazu führen, dass Sicherheitsbedürfnisse nicht zutreffend eingeschätzt werden können und zu einer Gefahr für sie werden, z. B. Gefahren im Straßenverkehr. Die älteren Menschen sind in beiden Fällen nicht unbedingt in der Lage, ihre noch verbliebene Mobilität und damit ihre motorische und kognitive Leistungsfähigkeit einzuschätzen, um sie für ihre intendierte Zielerreichung zu nutzen.

Umweltbedingte, soziale und persönliche Sicherheit

Des Weiteren haben die älteren Menschen für sie typische Sicherheitsbedürfnisse, z. B. in der Umwelt Barrierefreiheit, in der sozialen Umwelt im Umgang mit bekannten Menschen, aufgrund ihrer eignen individuellen Persönlichkeit im Umgang mit ihren Einschränkungen und dem selbstempfundenen Altersbild als Ausdruck ihres Selbstwertes (vgl. Pelizäus-Hoffmeister 2015). Diese Sicherheitsbedürfnisse äußern sich in der Bevorzugung von gut zugänglichen Supermärkten, Arztpraxen oder öffentlichen Verkehrsmitteln. In sozialen Beziehungen schätzen sie die Kontinuität zu vertrauensvollen Menschen, die ihnen Sicherheit geben können. Sie legen ferner Wert auf die Wahrung ihrer persönlichen Identität, die sie gesichert sehen möchten durch z. B. gelungene Kommunikation mit und über sie.

3.3 Die Bedeutung von erlebter Sicherheit und Selbstständigkeit

Aufgrund der guten Forschungslage zur körperlichen Bewegung, insbesondere zur motorischen Leistungsfähigkeit soll sie an dieser Stelle ausführlich vorgestellt werden. Die sehr gute Forschungslage hängt auch damit zusammen, dass gerade die motorische Leistungsfähigkeit eine Schlüsselfunktion mit zahlreichen Wechselwirkungen auf die gesamte Mobilität darstellt und durch professionelle Unterstützung positiv beeinflusst werden kann.

Die bestehende motorische Leistungsfähigkeit kennt sehr viele Ausprägungen, die sich bei den älteren Menschen zeigen. Sie kann von geringen funktionellen Einschränkungen, z. B. Hör- und Seheinschränkungen bis zur vollständigen Immobilität, z. B. dem überwiegenden Aufenthalt im Bett im gleichen Raum, reichen. Auf der einen Seite findet man 90-jährige unabhängige Menschen, die noch an Marathonläufen teilnehmen und auf der anderen Seite gibt es Menschen, die bereits mit Eintritt ihres Rentenalters hilfe- und pflegebedürftig sind.

Die motorische Leistungsfähigkeit beeinflusst stark alle Alltags- und Freizeitaktivitäten, die von den älteren Menschen ausgeführt werden können und begründet das Ausmaß der Abhängigkeit oder der Unabhängigkeit der einzelnen älteren Person. Insbesondere das Potenzial der motorischen Leistungsfähigkeit trägt zum Erhalt oder zur Wiedererlangungen der Selbstständigkeit bei (vgl. Rinkenauer 2008). Die Annahme, dass die Selbstständigkeit durch Potenziale der motorischen Leistungsfähigkeit lebenslang aktiv beeinflusst werden kann lässt den Schluss zu, dass dies auch für die persönliche Verwirklichung des Sicherheitsbedürfnis gelten kann.

Die lebenslange Beeinflussbarkeit der motorischen Leistungsfähigkeit baut auf der vorhandenen Plastizität und Trainierbarkeit motorischer Fähigkeiten und Fertigkeiten auf und zeigt, dass das Altern bezüglich der motorischen Leistungsfähigkeit ein Entwicklungsprozess ist, der zu einem großen Teil durch individuelle Faktoren, wie z. B. kognitive, psychische oder soziale Kompetenz bestimmt ist und dass dem Altersabbau »aktiv« entgegenwirkt werden kann (vgl. Rinkenauer 2008). Diesen Entwicklungsprozess können die älteren Menschen selbst steuern, Pflegende können diesen aber ebenso positiv beeinflussen, indem sie sie positiv bestärken und dabei das individuelle Sicherheitsbedürfnis im Auge behalten.

Durch die motorische Leistungsfähigkeit können die älteren Menschen initiieren, dass eine zielgerichtete Reaktion in einer angemessenen Reaktionszeit auf ein bestimmtes Ereignis hin erfolgen kann. Die Reaktion und die damit verbundene Verarbeitungsgeschwindigkeit des zentralen Nervensystems hängt wiederum von externen Faktoren wie der Reizqualität, der Komplexität der wahrgenommenen Situation und der auszuführenden Handlung ab. Auch interne Faktoren, wie zum Beispiel Erwartung, emotionale Erregung, korrekte Einschätzung der Situation und Übung können die Länge der Reaktionszeit bestimmen (vgl. Rinkenauer 2008).

Motorische Leistungsfähigkeit als Schlüsselkompetenz

Motorische Leistungsfähigkeit prägt die Unabhängigkeit oder Abhängigkeit

Die motorische Leistungsfähigkeit kann lebenslang positiv beeinflusst werden

Motorische Leistungsfähigkeit als Basis von zielgerichteten Reaktionen

Reaktionen auf einfache und komplexe Mobilitätsanforderungen

Es gibt zwei Arten von Reaktionszeiten, die eine förderliche aber auch eine kritische Funktion für das Ausführen von Alltagsaktivitäten haben: die Einfachreaktionszeit beschreibt Situationen, in denen eine Reaktion auf einen einzelnen Reiz ausgeführt werden muss und die Wahlreaktionszeit hingegen beschreibt Situationen, in denen zwischen mehreren Reizen unterschieden und mit einer oder mehreren Reaktionsalternativen geantwortet werden muss (vgl. Rinkenauer 2008). Bei den meisten Alltagsaktivitäten werden mehrere Reaktionsalternativen auf komplexe Alltagsanforderungen erforderlich, z. B. bei der Körperpflege oder in der Haushaltsführung, sodass es aufgrund der Komplexität der Situation und ihren Anforderungen der Bewältigung zu kritischen Situationen und damit zu Unsicherheit kommen kann.

Im Folgenden werden die einzelnen Aspekte der motorischen Leistungsfähigkeit vorgestellt. Ihre Kenntnis kann die pflegerische Einschätzung von Ressourcen, eines Entwicklungsverlaufs im Bereich Mobilität oder die Anforderung an ein individuelles Sicherheitsbedürfnis erleichtern.

Die motorische Leistungsfähigkeit besteht aus der Entwicklung von Kraft, Geschwindigkeit, Genauigkeit, Koordination, Ausdauer und Beweglichkeit

Die motorische Leistungsfähigkeit setzt sich aus Kraft, Geschwindigkeit, Genauigkeit, Koordination, Ausdauer und Beweglichkeit zusammen. Sie unterliegt in allen Details ihrem biografischen Kontext und spiegelt die soziale, psychische, emotionale, kognitive und motorisch-körperliche Entwicklung des älteren Menschen wider. Der Entwicklungsgedanke umfasst dabei weniger den kontinuierlichen Funktionsverlust oder Leistungsabbau, sondern ist als ein richtungsoffenes Phänomen zu verstehen, welches sowohl durch die aktive Beeinflussung durch Lernen und Training in eine positive als auch eine negative Entwicklung zeigen kann (vgl. Rinkenauer 2008).

3.3.1 Kraft, Geschwindigkeit und Genauigkeit in der motorischen Leistungsfähigkeit

Kraft als Voraussetzung für die körperliche Bewegung

Kraft, im Sinne einer ausreichenden Kraftproduktion, ist eine Voraussetzung für die motorisch-körperliche Beweglichkeit.

Ein Blick auf die Zielgruppe der älteren Menschen zeigt: Sie verfügen über ca. 35 % der Kraft, über die sie beim Eintritt ins Erwachsenenalter verfügten. Die Abnahme der Kraftproduktion erfolgt unterschiedlich in den verschiedenen Muskelgruppen, wobei die Muskelgruppen der unteren Extremitäten stärker vom Kraftrückgang betroffen sind als die der oberen Extremitäten. Die Abnahme der Kraftausdauer führt zu einer abnehmenden Fähigkeit zur Kraftanstrengung und damit zu einer sinkenden Kraftproduktion und bestimmt die Bewegungseigenschaften, insbesondere bei schnellen Bewegungen und der Bewegungsdauer, z. B. beim zügigen Gang zur Toilette.

Die Bewegungen älterer Menschen sind kraftreduzierter, langsamer und werden auch ungenauer. So kommt es bei wiederholten zielgerichteten Bewegungen zu Abweichungen, d. h. zu einer Variabilität. Die Variabilität von Bewegungen hat einen großen Einfluss auf die Präzision und Zuverlässigkeit von vielen Bewegungsaufgaben im Alltag. So kann es z. B. sein, dass die schnelle Bedienung einer Taste oder das Finden eines Schlüsselloches nicht auf Anhieb gelingen, sondern erst nach mehr oder weniger zeitaufwändigen Korrekturbewegungen. Diese Korrekturen, aber auch alle anderen zielgerichteten Bewegungen, führen zum Abgleich von Geschwindigkeit und Genauigkeit, d. h. sobald die älteren Menschen versuchen ihre Bewegungen schneller auszuführen, kann dies auf Kosten der Genauigkeit gehen. Ohne Zeitdruck würden die älteren Menschen einen Mittelweg zwischen Geschwindigkeit und Genauigkeit suchen, der ein sicheres Ausführen der Alltagstätigkeit ermöglicht. Mit einem Zeitdruck führen sie ihre Bewegungen schneller aus, können dabei aber nur ungenau und deshalb nicht immer zielführend agieren.

Körperliche Bewegung im Alter ist kraftreduziert, langsam und ungenau

Der Mittelweg liegt zwischen Anpassung der Geschwindigkeit und Genauigkeit

Werden die Ausführung der Alltagstätigkeit komplett den älteren Menschen überlassen, scheinen sie sich für die Genauigkeit zu entscheiden und damit die Geschwindigkeit zu vernachlässigen. Möglicherweise erhalten sie sich so ein hohes Genauigkeitsniveau oder sie sind durch die generelle Verlangsamung in der Informationsverarbeitung dazu gezwungen, einen Kompromiss zugunsten von langsameren und somit genaueren Reaktionen einzugehen, was die zielgerichtete Ausführung einer Aktivität unterstützen würde (vgl. Rinkenauer 2008). Die Entscheidung für die zielgerichtete und gegen die schnelle Ausführung unterstreicht dabei die Wahrung der persönlichen Sicherheit, denn mit diesem Vorgehen können fehlerhaft oder kritische Bewegungen vermieden werden.

Eine Verlangsamung ermöglicht eine zielgerichtete Ausführung von Handlungen

Das Wissen um den Anpassungsmechanismus älterer Menschen von Geschwindigkeit und Genauigkeit hat Konsequenzen für die professionelle Bewertung der motorischen Leistungsfähigkeit. Wenn es darum geht, ob bestimmte Fähigkeiten bei älteren Menschen noch vorhanden sind, sollten die älteren Menschen genügend Zeit haben, um die Aufgaben so genau wie möglich ausführen zu können, z. B. den Test nach Tinetti. Ein anschließendes Trainingsprogramm zur Verbesserung der Bewegungsgeschwindigkeit und -genauigkeit sollte es den älteren Menschen ermöglichen, erst mit zunehmender Übung immer schneller zu werden, um das Genauigkeitsniveau zu halten (vgl. Rinkenauer 2008).

3.3.2 Koordination in der motorischen Leistungsfähigkeit

Der Koordination bedarf es bei jeder Bewegung, denn es sind unterschiedliche Extremitäten und der Rumpf mit einer Vielzahl von Muskelgruppen beteiligt, die Muskelspannung und Muskelkraft in einem zeitlich genau aufeinander abgestimmten Muster erfolgen zu lassen, damit die Bewegung zielführend ausgeführt werden kann.

Koordination von Extremitäten und Rumpf

Die Koordination besteht aus der zeitlichen Koordination, die als eine Vorbereitung für jede komplexe Bewegung gelten kann. Darunter fallen die Vorbereitung zielgerichteter Handlungen, wie z. B. Greif- und Haltebewegungen oder die Nutzung beider Hände. Des Weiteren ist die zeitliche Koordination die Vorbereitung für die Fähigkeit, das Gleichgewicht zu halten, z. B. zum Laufen und dem Transport von Lasten.

Im Alter ist die Kopplung von zeitlicher und räumlicher Koordination instabil

Handelt es sich um eine kombinierte Bewegung von Greifen, Halten und dem Tragen von Lasten, wird zusätzlich auch die räumliche Koordination erforderlich. Denn der Transport einer Last erfordert die Identifikation des Ausgangspunkts und des Ziels in einem Raum. Ältere Menschen zeigen eine instabilere Kopplung zwischen der zeitlichen und räumlichen Koordination, was sich in ihrem Alltag, z. B. bei Haushaltstätigkeiten, beim Einkaufen oder beim Reinigen der Wohnung zeigen kann. Dies kann für sie bedeuten, dass die Kraftproduktion zur präzisen zeitlichen und räumlichen Koordination von Mehrgelenksbewegungen nicht mehr aufgebracht werden kann und dass Defizite in der Bewegungsplanung komplexer Bewegungen zu individuell unphysiologischen und nicht mehr zielgerichteten Aktivierungsmustern führen können (vgl. Rinkenauer 2008). Diese Defizite können zu kritischen Situationen im Alltag führen, die dem Sicherheitsbedürfnis der älteren Menschen widersprechen.

Koordination durch Gleichgewicht

Unter Koordination wird aber auch die Fähigkeit verstanden, motorische und sensorische Prozesse effektiv abgleichen und angleichen zu können. Zu koordinativen Fähigkeiten zählen die Fähigkeit aufrecht zu stehen und sich aufrecht bewegen zu können, ohne das Gleichgewicht zu verlieren. Obwohl dies eine sehr einfache und unbewusste Aufgabe zu sein scheint, bedeutet das für das sensomotorische System, dass eine Vielzahl von Körperteilen bei verschiedensten Körperhaltungen und Bewegungen so koordiniert werden müssen, dass der Körperschwerpunkt immer in einem Bereich gehalten wird, der eine stabile Haltung garantiert. Für die älteren Menschen scheint dies eine zunehmend anspruchsvollere Aufgabe, da viele Funktionen, die für das Gleichgewicht zuständig sind, immer weniger aufeinander abgestimmt arbeiten. Die Abstimmung der vorhandenen Kraftreserven, die räumliche und zeitliche Koordination der Muskeln, Nerven und des Skeletts haben somit einen direkten Einfluss auf die Kontrolle des Gleichgewichts. Um das Gleichgewicht zu halten, ist aber auch eine ständige Verarbeitung sensorischer Informationen, wie z. B. Hören, Sehen erforderlich, um Anpassungen in der Körperhaltung oder eine Wegänderung vornehmen zu können (vgl. Rinkenauer 2008). Einschränkungen beim Halten des Gleichgewichts können die Ursache für ein Stolpern oder Stürzen sein.

3.3.3 Ausdauer und Beweglichkeit in der motorischen Leistungsfähigkeit

Ausdauer als Wechselspiel zwischen Belastung und Erholung

Ausdauer ist die Fähigkeit, eine körperliche Belastung möglichst lange aushalten zu können und sich nach einer Belastung rasch zu erholen (vgl. Rinkenauer 2008). So entsteht ein Wechselspiel zwischen Kraftproduktion und der Regeneration davon, mit dem Ziel nach kürzerer Zeit wiederum die Kraftproduktion aufnehmen zu können.

3.3 Die Bedeutung von erlebter Sicherheit und Selbstständigkeit

Beweglichkeit bezeichnet zielgerichtete willkürliche Bewegungen mit der erforderlichen Schwingungsweite der beteiligten Gelenke ausführen zu können und eine elementare Voraussetzung für die optimale Ausführung und Koordination von Bewegungen. Das Ausmaß der Beweglichkeit ist bestimmt durch den Bewegungsradius der beteiligten Gelenke und die Dehnfähigkeit der Muskeln, Sehnen, Bänder und Gelenkkapseln (vgl. Rinkenauer 2008).

Beweglichkeit bestimmt den Bewegungsradius

Ausdauer und Beweglichkeit bauen auf allen vorher benannten Merkmalen, wie z. B. Kraft, von Bewegung auf und bilden die wichtigste Basis für die Selbstständigkeit der älteren Menschen. Zeitgleich legen sie das Ausmaß der motorischen Bewegung, z. B. die mögliche Wegstrecke, den Transport von Gewichten, fest. Dabei ist die Abwechslung von Anstrengung und Ruhepausen wesentlich, um wieder neue Kräfte zu sammeln.

Motorische Leistungsfähigkeit als Basis für Selbstständigkeit

Motorische Bewegung dient dabei nicht nur der Fortbewegung und des Ortswechsels, sondern auch des Aufrechterhaltens der eigenen Sicherheit. Das persönliche Sicherheitsbedürfnis kann erfüllt werden, wenn Kraftreserven und Ruhebedürfnisse gut aufeinander abgestimmt werden können, um Überforderungen zu vermeiden. Eine außerplanmäßige Anstrengung kann dagegen alle Kraftreserven aufbrauchen und so zu einer unkontrollierbaren Situation werden, z. B. das Aufstehen nach einem Sturz.

Motorische Leistungsfähigkeit als Basis für die eigene Sicherheit

Mobilität, insbesondere die zügige Fortbewegung oder schnelle Bewegung sind zur Aktivierung von Schutzmechanismen angelegt, Ihre Aktivierung im Sinne der schnellen Reaktion auf neue Anforderungen, z. B. als Fußgänger beim Überqueren einer Straße oder des sich Helfen Könnens bei Pannen, z. B. Straucheln beim Gehen, ermöglichen die Kontrolle einer Situation, in der die Sicherheit gefährdet sein kann. Mobilität zum Aufrechterhalten der persönlichen Sicherheit führt zur körperlichen Unversehrtheit als einem Zustand des Geschütztseins vor einem persönlichen Schaden.

Motorische Leistungsfähigkeit zur Aktivierung von Schutzmechanismen

Dieses individuelle Sicherheitsbedürfnis mit starkem Bezug zur motorischen Bewegung setzen die älteren Menschen mit der sog. Erwartungssicherheit in Beziehung. Sie bezieht sich auf zukünftige Erwartungen, d. h. auf Aktivitäten in der unmittelbaren oder nahen Zukunft. Damit verbunden sind auch Gedanken über die Vermeidung von realen oder möglichen Gefahren, die die Zukunft nachhaltig verändern können. An dieser Stelle wird deutlich, dass die älteren Menschen zwischen ihrem Sicherheitsbedürfnis, den möglichen Gefahren und ihrem Bewegungsvermögen abwägen und davon Entscheidungen für Alltags- oder Freizeitaktivitäten abhängig machen (vgl. Helga Pelizäus-Hoffmeister 2015). Dieses Abwägen zeigt, dass ältere Menschen für sich die nötige Gestaltungsmöglichkeit für ihre persönliche Gefahrenabwehr sehen und sie mit ihrem Sicherheitsbedürfnis in Übereinstimmung bringen möchten.

Sie können allerdings auch zur Erkenntnis gelangen, dass die Zukunft nur schwer und sinnvoll zu gestalten ist und damit gerät der Bedarf der motorischen Bewegung in den Hintergrund. Dies kann z. B. der Fall sein bei Erkrankungen, die immer wieder gesundheitliche Einbrüche nach

Motorische Bewegung einschränken als Gefahrenabwehr

sich ziehen, und als nicht beherrschbar erscheinen. Hier findet auch das Abwägen des eigenen Sicherheitsbedürfnisses mit dem Risiko, eine Gefahr einzugehen statt. Das Ergebnis dieser Abwägung könnte bei hohem Sicherheitsbedürfnis ergeben, die motorische Bewegung zukünftig einzuschränken oder komplett aufzugeben.

Bewegungsdrang und fehlende Einschätzung von Gefahren

Bei nachlassender kognitiver oder psychischer Bewegung kann es aber auch dazu kommen, dass die älteren Menschen weder ihr Sicherheitsbedürfnis noch ihr Schutzbedürfnis zur Gefahrenabwehr zutreffend einschätzen können. Hier besteht die Gefahr, dass sie je nach Bewegungssdrang beides übergehen und sich in Gefahr begeben, deren Folgen sie nicht erkennen und abschätzen können. Auch das Potenzial der Eischätzung von Gestaltungsmöglichkeiten in der Zukunft ist nicht mehr gegeben, was eine Abhängigkeit von Dritten und den Aufenthalt in einer schützenden Umgebung begründen kann.

3.4 Lernen und Training von Mobilität zur Erhaltung der Selbstständigkeit

Lernen und Training körperlicher und kognitiver Bewegung

Lernen und Training werden als zentrale Aktivitäten ausgemacht, mit denen die älteren Menschen ihre Mobilität erhalten oder wiedererlangen können, wenn sie z. B. durch eine Erkrankung verloren gegangen ist. Beides kann für alle Arten der Bewegung angewendet werden. Beginnen kann der Lern- und Trainingsprozess mit professioneller Hilfe und nach einer Weile kann er auch alleine ausgeführt werden. Dabei sind die körperliche, kognitive, psychische, emotionale und soziale Bewegung unterschiedlich intensiv und erfolgreich dem Lernen und Training zugänglich. Am besten scheint die Zugänglichkeit bei der körperlichen Bewegung, gefolgt von der kognitiven Bewegung. Körperliches Training oder Gedächtnistraining sind bekannte Strategien der Aktivierung und Rehabilitation. Psychische, emotionale und soziale Bewegung hängen sehr von der inneren Verfasstheit, Stabilität und Motivation ab. Sie lassen sich deshalb schwer trainieren aber von Dritten durchaus unterstützen. Dies ist für das Lernen und Training im Bereich der körperlichen und kognitiven Bewegung unerlässlich, da es Wechselwirkungen geben kann. Diese stellen sich wie folgt dar: körperliche Bewegung ist stark beeinflusst von kognitiver Bewegungsfähigkeit, z. B. durch das Erkennen und Finden eines Weges. Unsicherheiten bei der Orientierung führen nicht selten zu psychischer und emotionaler Unsicherheit, wie z. B. Zweifel und Angst, die Wegstrecke überhaupt zurücklegen zu können. Das Erleben von wirksamer körperlicher und kognitiver Bewegung kann aber auch umgekehrt zu einer Erfahrung von Selbstbewusstsein und persönlicher Bestärkung führen, was die gesamte Mobilität positiv beeinflussen kann.

3.4 Lernen und Training von Mobilität zur Erhaltung der Selbstständigkeit

Wenn Wirkungen und Wechselwirkungen der unterschiedlichen Bewegungen vorliegen und diese auch beeinflussbar sind, sind dies wichtige Voraussetzung für das Lernen und Training. Damit eng verbunden ist die neurobiologische Entdeckung des Gehirns, über die alle gesunden und auch erkrankten Menschen in Form der Plastizität verfügen. Sie bezeichnet die Formbarkeit der neuronalen Netzwerke und bleibt auch bis ins hohe Alter oder bei krankhaften Veränderungen erhalten (vgl. Friedhoff et al. 2007). So wird das zentrale Nervensystem in die Lage versetzt, sich in seiner Struktur, seiner Form und seiner Lage zu verändern und auf äußere Reize zu reagieren. Die folgenden Aspekte begründen die Plastizität:

Einflussfaktoren auf die Mobilität

- Genetische Faktoren
- Umweltfaktoren
- Anzahl von Wiederholungen von Bewegungsabläufen
- Variabilität der Übungen oder Übungssequenzen
- Aufmerksamkeit
- Motivation
- Emotionaler Kontext
- Körperliche Einflussfaktoren (vgl. Friedhoff et al. 2007)

Das Wissen um die Plastizität ermöglicht Lernen auch im Alter, nach oder bei krankheitsbedingten Veränderungen, z. B. nach einem Apoplex. Lernen erfolgt durch Wiederholungen von Bewegungsabläufen oder speziellen Gedächtnisleistungen, durch Aufmerksamkeit, durch Motivation und der Berücksichtigung des emotionalen Kontextes. Auf diesen genannten Aspekten baut das anschließende Training auf, das zum Ziel hat, neue oder wiedererlernte Kompetenzen zu festigen, automatisch auszuführen oder zu automatisieren. Lernen bezeichnet also einen Prozess, der zu relativ stabilen Veränderungen im Verhalten oder der Verhaltenspotenziale führt (vgl. Huber 2012).

Lernen bei älteren Menschen

Trainieren dient der Optimierung bzw. einer Stabilisierung von konditionellen und koordinativen Eigenschaften (vgl. Huber 2012). Grundlegende Voraussetzung für das Training ist die Bestimmung des individuellen Ist-Wertes, d. h. der augenblicklichen körperlichen und psychischen Leistungsfähigkeit sowie der Bestimmung des psychosozialen Umfelds. Der Soll-Wert im Sinne eines Grenzwertes muss sich neben allgemeinen und normativen Gesichtspunkten der Leistung an den individuellen Wünschen und Zielen der älteren Menschen orientieren. Ein Training sollte immer so gestaltet sein, dass Reize gesetzt werden, die groß genug sind, um die Funktionen zu fördern, den Grenzwert überschreiten und Anpassungserscheinungen auslösen, ohne jedoch den Organismus und damit die Person zu überfordern (vgl. Froböse et al. 2012).

Training bei älteren Menschen

Lernen und Training können als zusammengehörig angesehen werden und als eine pflegerische Anforderung gesehen werden. Die Anforderung nimmt Abstand von der kompensatorischen Übernahme von Aktivitäten für die älteren Menschen und ersetzt sie durch pädagogische Anforderun-

Lernen und Training als pflegerische Anforderung

gen zum Anstoßen von Lern- und Trainingsprozessen. Dies eröffnet es den älteren Menschen, ihre Aktivitäten selbst auszuführen, dies tun sie aber in einer Situation der Aufmerksamkeit durch die Pflegenden, die durch ihre aufmerksame Beobachtung und im Bedarfsfall durch ihre Anwesenheit ein sicheres Lernumfeld schaffen. In diesem sicheren Lernumfeld lassen sich Selbst- und Grenzerfahrungen machen, dies bietet ihnen die Möglichkeit das Trainings bzw. den Soll-Wert nach oben zu setzen.

3.5 Fazit

Selbstständigkeit findet im Kontext von Alltags- und Freizeitgestaltung der älteren Menschen statt und konzentriert sich deshalb auf den Erhalt der persönlichen Unabhängigkeit. Sie wird für die Erfüllung ihrer Lebensaufgaben benötigt, die sich auf das Engagement für die nachfolgende Generation und auf die bestmögliche Nutzung der noch verbleibenden Lebenszeit bezieht. Mit diesen Lebensaufgaben werden der eigene Selbstwert und das eigene positive Selbstbild verbunden.

Die Nutzung der noch verbleibenden Lebenszeit sollte aus der Perspektive der älteren Menschen nicht nur für den selbstständigen Aufenthalt in der eigenen Wohnung, sondern auch außer Haus stattfinden, denn der Aufenthalt draußen wird z. B. mit Lebensqualität beschrieben, da die älteren Menschen dort vielfältige Anregungen finden.

Der Erhalt und die Wiedererlangung von Mobilität ist für sie auch mit der Abwägung von Mobilitäts- und Sicherheitsbedürfnissen verbunden. Mobilität kann aufgrund der vorhandenen Plastizität jederzeit erlernt und trainiert werden. Ein Erlernen und Trainieren der motorischen Leistungsfähigkeit als eine Möglichkeit der positiven Beeinflussbarkeit führen aber auch zur erwünschten Sicherheit, die vor z. B. Stürzen schützen kann.

3.6 Meine Lerngeschichte

Zum Ende dieses Kapitels ist wieder die Möglichkeit vorgesehen, ein persönliches Lerntagebuch weiter zu vervollständigen.

Lernfragen

- Welche Inhalte oder Konzepte erscheinen mir so wichtig, dass ich sie noch einmal nachlesen möchte?
- Welche Inhalte oder Konzepte erscheinen mir so wichtig, dass ich sie in der Praxis ausprobieren möchte?
- Gab es Inhalte, die mir dabei halfen, Themen aus anderen Kapiteln zu verstehen?
- Gab es Inhalte oder Konzepte, die mit meiner beruflichen Erfahrung übereinstimmen oder dieser widersprechen?
- Welche weiterführenden Fragen wirft das Gelernte auf? Möchte ich dazu mehr erfahren?
- Welche Fragen bleiben offen?

Eigene Gedanken:

_____

_____

_____

_____

_____

_____

4 Die Förderung von Selbstständigkeit durch professionelle Personen

Verstehen, Erfragen und Untersuchen einer Lebenssituation

Die Förderung von Selbstständigkeit durch professionelle Personen kann am ehesten mit Hilfe einer intensiven Analyse der aktuellen Lebenssituation erfolgen. Die Analyse besteht aus dem Verstehen, aus dem Erfragen und dem Untersuchen der Lebenssituation.

Zu den Ergebnissen des Verstehens, Erfragens und des Untersuchens gehört auch immer die Verständigung mit den älteren Menschen über ihre Lebenssituation. Darunter kann die Reflexion ihrer Situation, ihrer persönlichen Möglichkeiten, aber auch ihr Umgang mit ihren persönlichen Risiken verstanden werden.

4.1 Die Reflexion der Selbstständigkeit und der Einschränkungen im Alltag

An erster Stelle des Verstehens stehen dabei Fragen, oder wie hier im Buch vorgesehen sog. Leitfragen. Mit dem Stellen der Leitfragen können Gespräche zwischen den älteren Menschen und den Pflegenden eröffnet werden. Das Stellen einer ersten Frage bedeutet zeitgleich die Setzung eines ersten Inhalts, der für die Reflexion einer Lebenssituation hilfreich sein kann. Weiterführende frei formulierte Fragen können angeschlossen werden, um bestimmte Inhalte zu vertiefen oder detaillierter zu erfassen.

> **Leitfragen zu Bewegung und Mobilität**
>
> Es folgt eine bespielhafte Aufzählung von offenen Fragen, die auf die Erkundung der persönlichen psychischen, kognitiven, emotionalen oder sozialen Wahrnehmung von Bewegung abzielen.
>
> - Fühlen Sie sich beim Bewegen sicher?
> - Fühlen Sie sich beim Laufen sicher?
> - Fühlen Sie sich beim Finden des Weges sicher?
> - Wie gehen Sie mit körperlicher Schwäche um, d. h. was machen Sie, wenn Sie eine Pause brauchen?
> - Wie behelfen Sie sich, wenn Sie sich verlaufen haben?
> - Gehen Sie alleine nach draußen oder lieber in Begleitung?

4.1 Die Reflexion der Selbstständigkeit und der Einschränkungen im Alltag

- Wie viele Meter können Sie ohne Pause zurücklegen?
- Wie viele Barrieren, z. B. Treppenstufen können Sie überwinden? Können Sie das mit ihrem Hilfsmittel tun?
- Führt Bewegung bei Ihnen zu Wohlbefinden?
- Empfinden Sie Bewegung als eine Belastung?
- Können Sie Lasten, z. B. Einkäufe tragen?
- Können Sie mehrere Anlaufstellen besuchen, z. B. Supermarkt, danach eine Apotheke?
- Müssen Sie einen PKW oder ein öffentliches Verkehrsmittel nutzen?
- Möchten Sie einen PKW oder ein öffentliches Verkehrsmittel nutzen?
- Haben Sie in der letzten Zeit bestimmte Bewegungen wiederentdeckt?
- Haben Sie in der letzten Zeit Bewegungen wieder gelernt?
- Sind sie in der letzten Zeit an Orten gewesen, die sich schon lange nicht mehr besucht haben?
- Welche Bewegungen möchten Sie wieder erlernen?
- Könnten Sie wieder alleine aufstehen, wenn Sie gestürzt sind oder ins strauchen geraten sind?
- Können Sie in einen Bus einsteigen und zeitgleich die Fahrkarte beim Busfahrer anfordern?
- Können Sie in einem fahrenden Bus einen Sitzplatz aufsuchen?
- Empfinden Sie ihre Hilfsmittel als Hilfe oder als Last?
- Haben Sie Lust, sich zu bewegen oder fällt es Ihnen schwer, sich dazu zu motivieren?

Neben dem Stellen von Leitfragen können sich weitere Gesprächsanlässe einstellen, z. B. aus Trainingssituationen heraus, die noch andere Fragen sinnvoll erscheinen lassen.

Neben Fragen zum Verstehen der Lebenssituation durch Pflegende sind diese auch gehalten, die älteren Menschen über ihre Erkundungen zu informieren und aufzuklären, insbesondere der pflegerischen Befunde, die sie ggf. aus den schon oben benannten Assessments abgeleitet haben. Die Aufklärung über einen pflegerischen Befund erstreckt sich dabei auf die Nennung des Ergebnisses, der Einordnung der Ergebnisse in die individuelle Lebenssituation, des Aufzeigens erster möglicher Interventionen und einer Prognose zu ihrer Wirksamkeit und evtl. auftretender Nebenwirkungen.

Aufklärung älterer Menschen zu pflegerischen Befunden

Beides, Erkunden und Aufklärung dient dazu, ältere Menschen in die Lage zu versetzen, eigene Entscheidungen zur Förderung ihrer Mobilität zu fällen und dadurch zur Aufhebung der bestehenden Informationsasymmetrie. Sie entsteht dadurch, dass Pflegende aufgrund ihres Wissens um Fördermöglichkeiten einen Informationsvorsprung haben, den die älteren Menschen nach und nach in Gesprächen mit den Pflegenden auf-

Aufheben der Informationsasymmetrie

holen können. Dies befähigt sie zu einer begründeten Entscheidung über die nächsten Mobilitätsschritte.

Von Interesse für die älteren Menschen sind dabei zunächst ihre Auffälligkeiten bei der körperlichen Bewegung oder bei ihrer Gedächtnisleistung. Mit ihrer Reflexion können sie Zusammenhänge erkennen und ggf. auch erste Rückschlüsse auf die eigenen Förderungsmöglichkeiten ziehen. So können sie die für sie entstehende positive Entwicklung oder den Nutzen von weiteren Förderungsangeboten besser abschätzen. Die Erkenntnis des Nutzens ist wichtig, um mögliche Hindernisse realistisch einschätzen zu können. Ihre realistische Einschätzung kann die Motivation befördern aber ggf. auch behindern, wenn das zu überwindende Hindernis als unüberwindbar wahrgenommen wird.

Entscheidungshilfe zu pflegerischen Befunden

Eine Entscheidungshilfe kann in diesem Zusammenhang die Erläuterung von erhobenen Befunden aus einschlägigen Assessments sein. Ein Befund kann z. B. die Zeitmessung sein, die ein älterer Mensch zur Überwindung einer bestimmten Gehstrecke benötigt (z. B. beim Timed-up-and-Go-Test). Die gemessene Zeit gibt Auskunft darüber, ob es einem älteren Menschen möglich wäre, in einer angemessenen Zeit die Toilette aufzusuchen etc. Ist der Zeitwert überschritten, kann der ältere Mensch selbst erkennen, dass Trainingseinheiten zu schnellen und sichereren Laufbewegungen führen können und damit zum erfolgreichen Ende der Überwindung einer Laufstrecke führen. Erfolgreich bewältigte Bewegungen führen in der Folge auch zum Ansporn, sich vermehrt zu bewegen und damit zum Ausbau der Selbstständigkeit.

4.2 Die Darstellung einer Auswahl von Fördermöglichkeiten

Weitere Entscheidungshilfen können nach der pflegerischen Befundung die Darstellung unterschiedlichster Fördermöglichkeiten sein.

Einzel- oder Gruppenangebote zur Förderung kognitiver und körperlicher Bewegung

Ihre Übersicht stellt zum einen standardisierte Verfahren vor, die entweder als Einzelangebot oder auch als Gruppenangebot absolviert werden können und sich in erster Linie auf die Förderung der körperlichen und kognitiven Bewegung beziehen. Beide Bewegungsaspekte lassen sich besonders gezielt positiv beeinflussen und damit auch das Ausmaß von Abhängigkeit oder Unabhängigkeit einer älteren Person.

Die positive Beeinflussung von körperlicher und kognitiver Bewegung führt am ehesten zur Wiedererlangung von Unabhängigkeit und Selbstständigkeit. Sie fungieren in diesem Zusammenhang als zwei der relevantesten Bewegungsmöglichkeiten und daraus ergibt sich die breite Auswahl an Therapiemöglichkeiten.

4.2.1 Therapieangebote zum kognitiven Training

In verschiedenen Untersuchungen mit älteren Menschen konnte gezeigt werden, dass bei kognitiven Einschränkungen ein kontinuierliches Training positive Wirkung erzielen kann. Je älter die Teilnehmer jedoch sind und je stärker die kognitive Leistungsfähigkeit zu Beginn des Trainings beeinträchtigt ist, umso geringer ist die kognitive Plastizität (vgl. Wahl 2006). Dies führt zu einem langsameren Lernprozess, dessen Chance die weitere Verzögerung der Verschlechterung der kognitiven Leistungen sein kann. So kann bei der regelmäßigen Teilnahme der älteren Menschen am kognitiven Training erreicht werden, dass die alltagsbezogenen kognitiven Leistungen besser werden und so die Alltagsgestaltung unabhängig von personeller Hilfe aufrecht erhalten der diese Hilfe verringert werden kann. Grund dafür ist die Verbesserung der Aufmerksamkeits- und Gedächtnisleistungen, z. B. der räumlichen Orientierung, bei Aktivitäten des täglichen Lebens. Als Einschränkung kann die geringe Nachhaltigkeit angesehen werden, insbesondere bei älteren Menschen mit einer mittelschweren Demenz (vgl. Wahl 2006).

Lernprozess als Verzögerung des kognitiven Abbaus

Nun zu einer Auswahl von Trainingsmöglichkeiten, die sowohl eine Einzelförderung oder ein Gruppenangebot sein können:

Das Gedächtnistraining beansprucht die Konzentration, Aufmerksamkeit, Schnelligkeit oder Flexibilität des Denkens. Bei diesem Angebot zum kognitiven Training sollen sich die älteren Menschen z. B. Gesichter und Namen von Menschen einprägen und nach einer Weile wieder zuordnen. Zum Training im Umgang mit Zahlen, z. B. auf einem Einkaufsbon, werden Zahlenreihen fortgesetzt oder müssen sich eingeprägt werden. Einige Übungen für Anfänger und Fortgeschrittene finden sich auf der Homepage www.Mental.Aktiv.de, deren Autoren von der »Gesellschaft für Gedächtnistraining e. V.« kommen. Es handelt sich dabei um Sammlungen von Aufgaben zum Gedächtnistraining, sortiert nach Schweregraden.

4.2.2 Sozio- und psychotherapeutische Verfahren für Menschen mit kognitiven Einschränkungen

Kognitive Einschränkungen bei älteren Menschen führen nicht nur zu Störungen in der Aufmerksamkeit und des Gedächtnisses, sondern auch bei sozialen Handlungen und damit der sozialen Bewegung. Die Einschränkungen der sozialen Bewegung rühren von Störungen des situativen Handelns und des individuellen Erlebens her (vgl. Wahl 2006).

Förderung kognitiver und sozialer Bewegung

Es folgt eine Übersicht über sozio- und psychotherapeutische Förderangebote, die von Pflegenden mit einer Qualifikation zu ihrer Ausführung gemacht werden können. Die vorhergehende Qualifikation soll sicherstellen, dass in der Auseinandersetzung mit Lebensereignissen, die auch kritisch oder sogar traumatisierend sind, rechtzeitig die Unterstützung von Psychotherapie etc. hinzugezogen werden können.

Validation

Bei der Validationstherapie handelt es sich um einen psychologischen Zugang zu einer einzelnen Person. Ziel ihrer Anwendung ist u. a. einen positiven Einfluss auf Problemverhalten und Verhaltensauffälligkeiten zu nehmen, die die Teilhabe an Gruppen gefährden können. Gerade in Belastungssituationen kann es bei Menschen mit einer Demenz zu problematischem und auffälligem Verhalten kommen. Desweitern können Pflegende durch die Anwendung von Validation die Anwendung von freiheitsbeschränkenden Interventionen und die Anordnung psychotropischer Substanzen vermeiden, was die soziale und körperliche Bewegung gleichermaßen gewährleisten kann (vgl. MDS 2009).

Der Begriff der Validation wird mit lat. validus = kräftig und engl. valid = gültig, also als »Für-Gültig-Erklären« übersetzt.

Validation ist eine Gesprächstechnik mit älteren Menschen mit kognitiven Einschränkungen, die einen Zugang zur aktuellen und persönlichen Erlebenswelt ermöglicht. Sie ist eine verbale und nonverbale Kommunikationsform mit praktischen Techniken, bei der dem subjektiven Empfinden mehr Gewicht beigemessen und dieses in seiner Erfahrens- und Erlebenswelt belassen wird. Die Kommunikation mit dem Demenzkranken findet weniger auf der Inhalts- als vielmehr auf der Beziehungsebene statt. Validation basiert auf einem empathischen Ansatz und einer ganzheitlichen Erfassung des Individuums. Indem man »in die Schuhe« eines anderen Menschen schlüpft und »mit seinen Augen sieht«, kann man in die Welt der sehr alten, desorientierten Menschen vordringen und die Gründe für ihr manchmal seltsames Verhalten enträtseln (vgl. MDS 2009). Um sich die Kommunikationstechniken der Validation anzueignen, bedarf es einer speziellen Qualifikation.

Erinnerungspflege

In der Erinnerungspflege wird die Biographie eines Menschen als ein essentieller Bestandteil seiner eigenen Integrität gesehen. Die Kenntnis der individuellen Lebenssituation und Vergangenheit des älteren Menschen mit kognitiven Einschränkungen stellt eine Grundlage für die Gestaltung einer individuellen Betreuungen dar, die auf der Basis einer wertschätzenden Grundhaltung erfolgen sollte. Diese kann sich durch die Auseinandersetzung mit der jeweiligen Person entwickeln.

Erinnerungspflege soll zur Stärkung des Selbstwertgefühls beitragen und Situationen schaffen, die zum Austausch anregen. Menschen sollen die Möglichkeit erhalten positiv auf ihr Leben zurück zu blicken, Wissen und Erfahrungen weiterzugeben, um so ihre Identität aufrechtzuerhalten. Die Förderung der sozialen Integration und Unterstützung der kommunikativen Fähigkeiten werden angestrebt.

Erinnerungspflege kann in Einzel- und Gruppenaktivitäten stattfinden. Voraussetzung ist vor allem bei der Einzelaktivität eine Vertrauensbasis. Biographische Daten sind persönliche Daten, mit denen sehr sensibel und diskret umgegangen werden muss. In den Einzelaktivitäten wird Bezug zu bedeutsamen Lebensereignissen und -erfahrungen genommen, um u. a. Freude auszulösen und eine angenehme Stimmung zu fördern.

Lebensthemen, die u. a. Trauer und Angst auslösen, werden bewusst vermieden. In den Einzelaktivitäten können individuell bedeutsame Gegenstände (u. a. Objekte aus der Freizeit- oder beruflichen Tätigkeit) und Fotos (Urlaubsfotos, Hochzeitsbilder etc.) verwendet werden.

Wird Erinnerungspflege in einer Gruppenaktivität durchgeführt, werden nur Themen angesprochen, die zur Erfahrungsbasis aller Teilnehmer gehören. Themen wie Kindheit, Schule, Festtage, Kleidung sollen positive Stimmungen und Emotionen bei den Teilnehmern hervorrufen und Kommunikation und Interaktion in der Gruppe fördern. Erinnerungen werden bewusst mittels markanter Gegenstände oder Materialien ausgelöst. Musik, Tänze, Gerüche können ebenfalls die Sinne anregen und als Auslöser dienen (vgl. MDS 2009).

Die Mäeutik (von griechisch maieutiké, Hebammenkunst) ist ein pädagogisches und erkundendes Verfahren, das darin besteht, nicht durch Belehrung, sondern durch geschicktes Fragen zur Erkenntnis zu führen. Der Fragende, also die Pflegende, übt hierbei die Funktion einer »Hebamme« aus, indem er bereits in gewissem Sinne vorhandene, aber noch nicht bekannte Erkenntnisse zutage fördert. *Mäeutik*

Ziel des Konzepts ist es, die Fähigkeiten der Pflegenden zur Kommunikation mit den älteren Menschen mit Demenz zu fördern und Lernprozesse zu initiieren, die es den Pflegenden ermöglicht, sich ihrer Gefühle und Erfahrungen bewusst zu werden, sie zu erkennen, zu benennen, zu beherrschen und ggf. zu verarbeiten. Das mäeutische Konzept geht davon aus, dass es zwei Erlebenswelten gibt: die der Pflegenden und die der Betreuten. Als Pflegende gilt es beide Erlebenswelten zu kennen und zu verstehen, um damit z. B. Stress- und Krisensituationen gemeinsam mit dem älteren Menschen bewältigen zu können. Bezugs- und Beziehungspflege sind wichtige Bestandteile des Konzeptes (vgl. MDS 2009). Dieses Förderangebot sollte als Einzelangebot angewendet werden, um die Erkundung von sehr persönlichen und biographischen Angaben in einem Vertrauensverhältnis voranzutreiben.

Das Realitätsorientierungstraining stellt einen Ansatz des strukturierten Umgangs mit demenzkranken Menschen dar. Es zielt darauf ab, kontinuierlich die zeitliche, örtliche und personelle Orientierung des betroffenen Menschen zu verbessern, indem er beispielsweise persönlich angesprochen und an biographisch wichtige Daten erinnert wird, Tagesereignisse kommentiert werden, Hinweise auf jahreszeitlich bedeutsame Veränderungen erfolgen oder zeitliche und räumliche Orientierungshilfen (z. B. Bilder, Symbole, Kalender) gegeben werden (vgl. MDS 2009). Alle diese Förderungsangebote bieten für Menschen mit Demenz die Gelegenheit, ihre Tagesstruktur wiederzuerkennen oder zu gestalten. Dieses Angebot kann als ein Einzelangebot gemacht werden, denn mit den strukturierenden Hilfen entsteht eine individuelle Tagesstruktur zur Orientierung einer einzelnen Person. *Realitätsorientierungstraining*

In der Milieutherapie wird ein förderndes, stimulierendes und unterstützendes therapeutisches Gesamtmilieu des gesamten Lebens- und Wohnumfeldes angestrebt, so dass die älteren Menschen noch vorhande- *Milieutherapie* ne Fähigkeiten und Fertigkeiten verwirklichen und somit »kompetent« sein können und Möglichkeiten zur »Verfügbarkeit und Kontrollierbarkeit« über ihren Lebensraum haben. Milieutherapeutische Arbeit strebt an, die personalen, situativen und umweltbezogenen Ressourcen der Wohnumgebung zu optimieren und die materielle und soziale Umwelt der Bewohner an krankheitsbedingte Veränderungen der Wahrnehmung, des Empfindens, des Erlebens und der Alltagskompetenzen anzupassen und zu selbstverantwortlicher Alltagsgestaltung anzuregen. Milieutherapie hat sich besonders für die Dementenbetreuung als wichtiges Konzept erwiesen, da eine »prothetische Umwelt« geschaffen wird, um die sensorischen, emotionalen, kognitiven und physischen Einschränkungen zu kompensieren. Damit sollen präventive und rehabilitative Ziele sowie ein Rückgang der Verhaltensstörungen erreicht werden (vgl. MDS 2009). Die Milieutherapie eignet sich für die Wohnraumgestaltung sowohl für Einzelpersonen in ihrem privaten Umfeld als auch für die Gestaltung von Gemeinschaftsräumen.

4.2.3 Mobilitätstraining und Sturzprävention

Mobilitätstraining und Sturzprävention

Mobilitätstraining zur Verbesserung der körperlichen Bewegung ist eines der wirksamsten gegen das Auftreten von Beinahe-Stürzen oder Stürzen. Sie gehören zu den bedeutsamsten Risikofaktoren für den Beginn oder die Verschlechterung von Pflegebedürftigkeit bei älteren Menschen.

Stürze sind meist multifaktoriell bedingt, d. h. sich gegenseitig beeinflussende Faktoren sind ein unsicheres Gangbild, Zustand nach erlittener Fraktur der unteren Gliedmaßen, Verwirrtheit und räumliche Desorientierung, Schlaganfall, Amputationen der unteren Gliedmaßen, Nebenwirkungen von Medikamenten, allgemeine körperliche Schwäche und Muskelschwäche, Sehbeeinträchtigungen und Wahrnehmungsstörungen, Verringerungen der Reaktionszeit, Beeinträchtigungen des Gleichgewichts und der sensorischen Funktionen, akute Erkrankungen, depressive Beschwerden oder Schlafstörungen.

Es besteht ein direkter Zusammenhang zwischen dem Beginn von Einschränkungen der motorischen Leistungsfähigkeit und dem Verlust von Selbstständigkeit in Alltagsaktivitäten. Somit erhält motorisches Training als Maßnahme zur Sturzprävention eine hohe Bedeutung im Hinblick auf die Selbstständigkeit. Es existieren gute Methoden zur Sturzprophylaxe, wie z. B. spezifische Physiotherapie, die von Ärzten verschrieben werden muss. Eine Physiotherapie im Umfang von acht bis 16 Wochen kann die die funktionellen Fähigkeiten verbessern.

Physiotherapie als Einzelangebot

Die Kombination von Kraft- und Gleichgewichtstraining, z. B. das Überwinden eines Parcours, kann die Sturzhäufigkeit verringern. Ein Laufprogramm mit dem Fokus auf die Förderung der Ausdauer beim Gehen wirkt positiv auf die Stimmung und andere Alltagsaktivitäten (vgl. Bauer 2009).

Während ein unspezifisches Mobilitätstraining sowohl für die Verbesserung der körperlichen Bewegung als auch zur Sturzprävention empfohlen werden kann, verbindet das Projekt »Mobilität und Sicherheit im Alter (MoSi)« speziell die Mobilität mit der Sturzprävention. Eine wichtige Voraussetzung ist eine stabile Mobilität und das Vertrauen in die eigenen Fähigkeiten, die Alltagsaktivitäten selbstständig durchzuführen.

MoSi ist ein fünfwöchiges, auf eine Gruppengröße von ca. 10 Personen begrenztes Trainingsprogramm zur Erhaltung und Verbesserung der Gangsicherheit zur Sturzprävention. Ziel ist die Verbesserung des Gehens (Mobilität) und der Sicherheit im Alltag durch Übungen für Kraft, Beweglichkeit, Gleichgewicht- und Reaktionsvermögen. Jeder Teilnehmer lernt in aufeinander abgestimmten und an Schwierigkeit und Intensität zunehmenden Einheiten, Übungen und Verhaltensweisen aktiv kennen, die er während und nach Beenden des Kurses eigenverantwortlich zuhause weiterführen kann und soll. Die Aushändigung einer individualisierten Übungs- und Dokumentationsbroschüre, eine Schulung bezüglich möglicher Sturzursachen und -risiken, ein Verhaltenstraining nach einem Sturz, die Vorstellung moderner Hilfsmittel und die Aufklärung zur sicheren Gestaltung des Wohnumfelds sind unter anderem wichtige Bestandteile des Trainingsprogramms. Die Evaluation der Kurse erfolgt durch Untersuchungen, u. a. zu Bewegungs- und Gleichgewichtsfähigkeit, jeweils zu Beginn und am Ende eines Kurses. Die Durchführung und Leitung der Kurse übernehmen Physiotherapeuten, Ergotherapeuten, Sportwissenschaftler, Sport- und Gymnastiklehrer mit abgeschlossener Ausbildung oder Studium und der Zusatzqualifikation des MoSi©-Trainers (vgl. Bauer 2009).

4.2.4 Rehabilitativ-aktivierend-therapeutische Ansätze

Alltagsorientierte Aktivierungsprogramme setzen sich aus verschiedenen Ansätzen der Bereiche Ergotherapie, Physiotherapie, Logopädie, Pädagogik und Psychologie zusammen. Dabei kann sich die Ergotherapie auf die Feinmotorik, die Physiotherapie auf die körperliche Bewegung, die Logopädie auf das Sprech- und Sprachvermögen, die Pädagogik auf die Edukation und die Psychologie auf die emotionale Verfassung konzentrieren.

Alltagsorientierte Aktivierungsprogramme

Ein Ziel der Rehabilitation älterer Menschen ist die größtmögliche Selbstständigkeit bei ihren Alltagsaktivitäten. Eine Verbesserung oder Stabilisierung ihrer Ressourcen zur Stärkung ihrer Kompetenzen bedeutet für sie einen höheren Grad an Autonomie, Selbstbestimmtheit und Selbstständigkeit.

Eine allgemeine Aktivierung kann bereits dazu beitragen, Lebenszufriedenheit und Selbstwert zu steigern sowie Selbstständigkeit bei älteren Menschen zu verbessern. Förderungsangebote zur allgemeinen Aktivierung können die Hilfestellung bei Freizeitaktivitäten oder bei der Pflege sozialer Kontakte sein (vgl. Wahl 2009). Diese Angebote eignen sich für ältere Menschen, die Hilfestellungen benötigen aber über soziale Kon-

Allgemeine Aktivierung

takte, Hobbies oder familiäre und ehrenamtliche Verpflichtungen verfügen.

Spezielle Aktivierung

Das Pflegekonzept der aktivierenden Pflege baut auf den Prinzipien der Befähigung der älteren Menschen auf, körperliche, emotionale, soziale und geistige Ressourcen zu nutzen, um Kompetenzen wiederzuerlangen. Für diese Befähigung, die in erster Linie auf der Selbsterfahrung im Umgang mit den eigenen Funktionseinschränkungen und vorhandener Ressourcen basiert, benötigen Pflegende das Vertrauen im Sinne einer therapeutischen Beziehung zu den älteren Menschen. Das Pflegekonzept basiert auf aktivierenden und therapeutischen pflegerischen Angeboten. Sie stellt ein pflegerisches Einzelangebot dar und die einzelnen Interventionen sind dazu geeignet, einen individuellen Pflegeprozess zu gestalten.

Aktivierend-therapeutische Pflege

Die Deutsche Fachgesellschaft hat eine Definition der Aktivierend-therapeutischen Pflege entwickelt:

»Aktivierend-therapeutische Pflege (ATP) ist ein sektorenübergreifendes, altersunabhängiges, pflegerisches Angebot von dazu qualifizierten Pflegenden. Es fördert ressourcenorientiert die Selbstständigkeit, die Selbstbestimmung und die Teilhabe einer Person und ist an deren Lebenssituation- und Umfeld angepasst.« (vgl. DGATP 2018)

Die Ziele von ATP orientieren sich an den individuellen Fähigkeiten und Zielen der älteren Person. Die pflegerischen Aufgaben sind am gemeinsamen Ziel der betroffenen Personen und der Pflegenden ausgerichtet.

ATP fördert die motorischen Fertigkeiten und damit die Mobilität, stimuliert die Wahrnehmung und damit die kognitiven Fähigkeiten und unterstützt die Kommunikationsfähigkeit und damit die Gestaltung von sozialen Kontakten.

ATP als Lernangebot

ATP-Angebote verstehen sich als Lernangebote mit dem Ziel, ältere Personen zu befähigen, ihre Alltagsaktivitäten (wieder) selbst zu gestalten. Dazu steht eine begründete Auswahl pflegerischer Interventionen inkl. Information, Anleitung, Beratung, Training und Motivation zur Verfügung. ATP als dialogisches Prinzip bildet die Basis für die Beziehungsebene zwischen den betroffenen Personen, ihren An- und Zugehörigen und den Pflegenden.

Unterstützung der älteren Menschen bei der Problemlösung

ATP wird individuell und situativ gestaltet, sowie an einen sinnvollen Kontext angepasst, der die Motivation und Belastbarkeit der betroffenen Person berücksichtigt. Die betroffene Person und ihre An- und Zugehörigen bekommen dadurch Raum zum selbstbestimmten Agieren, die Pflegenden reagieren, indem sie Alternativen und Optionen zur Problemlösung anbieten (vgl. DGATP 2018).

Die ATP basiert auf drei pflegerischen Handlungsschwerpunkten:

Beziehungsarbeit und Individualität

Die Beziehungsarbeit basiert auf der Kommunikation zwischen der einzelnen älteren Person und der Pflegenden. Beide nehmen ihre Situation und ihren Auftrag unterschiedlich wahr, deshalb bedarf es der gemeinsamen Absprache über die Rehabilitationsziele und die sich anschließenden Therapieziele. Das Rehabilitationsziel bezieht sich auf die Vorstellungen der älteren Menschen bezüglich der Kompetenzen, die sie erhalten oder wiedererlangen möchten. Die Therapieziele ergeben sich aus der Kommunikation mit dem älteren Menschen über ihr Rehabilitationsziel und stellen die Festsetzung pflegerischer Interventionen dar, die die Zielerreichung fördern können (vgl. Schumann 2019).

Handlungsschwerpunkte Beziehungsarbeit, Bewegung, Selbstversorgung

Bewegung und Mobilität

Bei der Bewegung handelt es sich um eine Schlüsselkompetenz, die durch die Förderung von Fein- und Grobmotorik wiederhergestellt werden kann. Wenn sie in ausreichendem Maße vorhanden ist, können andere Kompetenzen ebenfalls wiedererlangt werden. Deshalb hat die Aktivierend-therapeutische Pflege zum Ziel, motorische Fähigkeiten mithilfe der vorliegenden Ressourcen zu fördern. Darauf baut das Training alltagsrelevanter Bewegungsabläufe auf. Bestehen aus pflegerischer Sicht Risiken, wie z. B. eine Sturzgefahr, so gilt es die Förderung der Bewegungsressourcen und die präventiven Interventionen miteinander zu kombinieren. Unter Mobilität wird aber auch die kognitive Mobilität verstanden. Hier schließen sich Maßnahmen wie ein Orientierungs- oder Gedächtnistraining an. Sie bildet die Grundlage für die Selbstbestimmung und in besonderem Maße für die Entscheidungs- und Handlungskompetenz (vgl. Schumann 2019).

Selbstversorgung

Auf der Grundlage der Bewegung und Mobilität können alle alltagspraktischen Fähigkeiten und Fertigkeiten durch Training erhalten und wiedererlangt werden. Sie umfassen Essen und Trinken, Körperpflege, Ausscheiden. Damit kann die körperliche und soziale Selbstständigkeit ausgebaut werden, bis sie den Umfang erreicht hat, der für ein weitgehend selbstständiges Leben in der häuslichen Umgebung ausreichend ist. Das umfasst auch die Einweisung von Angehörigen, die die Versorgung zuhause weiterführen werden (vgl. Schumann 2019).

An dieser Stelle wird auf eine kleine Auswahl pflegerischer Interventionen verwiesen, die nach den Handlungsschwerpunkten der Aktivierend-therapeutischen Pflege sortiert sind. Sie ersetzen nicht die pflegerischen Interventionen, die der Behandlungspflege zugeordnet werden, z. B. Verbandswechsel, Medikamentenverabreichung.

4 Die Förderung von Selbstständigkeit durch professionelle Personen

Interventionen zum Handlungsschwerpunkt

In den folgenden drei Tabellen werden pflegerische Interventionen vorgestellt, die das »Was kann ich tun?« beschreiben.

Zum ersten werden die pflegerischen Interventionen des Handlungsschwerpunktes Beziehungsarbeit und Individualität vorgestellt, gefolgt von den zwei Handlungsschwerpunkten der Bewegung und Mobilität und Selbstversorgung (▶ Tab. 1).

Tab. 1: Pflegerische Interventionen zum Handlungsschwerpunkt Beziehungsarbeit und Individualität, enthalten in: Schumann 2019

Handlungsschwerpunkt/ Untergruppen	Pflegerische Interventionen
Kommunikation	• verbale und nonverbale Kontaktaufnahme • begleitende Beobachtung aller Reaktionen der älteren Person
Interaktion	• gezielte Initialberührungen vornehmen, z. B. Fazilitation • willentliche Reaktionen mit einbeziehen • vorhandene Ressourcen der Fein- und Grobmotorik integrieren • Wahrnehmungstraining, z. B. Aromatherapie, basale Stimulation
Motivation	• gemeinsame Absprache von Rehabilitationszielen • positive Bestärkung während der pflegerischen Intervention • Befähigung der älteren Person durch Training und Trainingserfolg • Selbsterfahrung im Umgang mit neuen Fähigkeiten machen lassen, z. B. zur Stärkung der Selbstwirksamkeit
Bewältigungsarbeit	• Krisenintervention • Hilfestellung bei der Krankheitsbewältigung • Einüben von Bewältigungsstrategien, z. B. bei Sturzangst • Psychosoziale Interventionen bei Menschen mit Demenz analog des Expertenstandards Beziehungsgestaltung in der Pflege bei MmD

Zum zweiten folgt die Übersicht von pflegerischen Interventionen des Handlungsschwerpunkts Bewegung (▶ Tab. 2).

4.2 Die Darstellung einer Auswahl von Fördermöglichkeiten

Handlungsschwerpunkt/ Untergruppen	Pflegerische Interventionen
Körperliche Mobilität/ Bewegung	• Lagewechsel und Positionierung im Bett • Bewegungsübungen an Bettkante und im Zimmer • Transfer und Stand • strukturierte Bewegungsprogramme zum Gleichgewichts- und Krafttraining, z. B. nach dem Ulmer Modell, MoSi • Bewegungsfördernde Interventionen analog des Expertenstandards Erhaltung und Förderung der Mobilität in der Pflege
Geistige Mobilität	• Gedächtnistraining • Orientierungstraining • Alltagsgestaltung, Tagesstruktur • Ruhephasen gestalten
Soziale Mobilität	• Sprach- und Sprechtraining • Gestaltung zwischenmenschlicher Kontakte, z. B. Termine machen und halten

Tab. 2: Pflegerische Interventionen zum Handlungsschwerpunkt Bewegung, enthalten in: Schumann 2019

Zum Dritten werden pflegerische Interventionen aus dem Handlungsschwerpunkt Selbstversorgung dargestellt (▶ Tab. 3).

Handlungsschwerpunkt/ Untergruppen	Pflegerische Interventionen
Körperpflege	• Wasch- und Anziehtraining
Essen und Trinken	• Stimulierende Mundpflege, orale Zusatzkost bei liegender PEG
Ausscheidung	• Kontinenztraining
Förderung der instrumentellen Aktivitäten	• Einkaufen • Kochen • Arbeiten im Haushalt • Umgang mit Geld/Korrespondenz mit Behörden, Dienstleistern, z. B. Pflegeversicherung, ambulante Pflegedienste

Tab. 3: Pflegerische Interventionen zum Handlungsschwerpunkt Selbstversorgung, enthalten in: Schumann 2019

Alle pflegerischen Interventionen entstammen systematischen und zusammenfassenden Reviews basierend auf einer internationalen Literaturrecherche. Es kann also davon ausgegangen werden, dass diese pflegerischen Interventionen Gegenstand von mindestens einer Studie waren und aufgrund ihrer belegten Wirksamkeit als Empfehlung ausgesprochen werden können (vgl. Schumann 2019).

Neben dem »Was kann ich pflegerisch tun?« spielt bei der Aktivierend-therapeutischen Pflege auch die Frage »Wie kann ich es tun?« eine große Rolle. An dieser Stelle werden die Unterschiede zwischen der klas-

4 Die Förderung von Selbstständigkeit durch professionelle Personen

sischen Pflege und der Aktivierend-therapeutischen Pflege am deutlichsten.

Aktivierender und therapeutischer Förderumfang und Unterstützungsbedarf

Eine Übersicht über die unterschiedlichen Methoden oder Vorgehensweisen vermitteln die Definition der pflegerischen Bedarfsgruppen. Eine Bedarfsgruppe gibt Auskunft über das Ausmaß der vorliegenden funktionellen Einschränkungen, des Förderungsumfangs und Unterstützungsbedarfes, der Methode und der Intensität der pflegerischen Hilfestellung. Die Bedarfsgruppen unterscheiden leichte, mäßige, schwere und schwerste funktionelle Einschränkungen. Der Förderungsumfang umfasst geringfügige, teilweise, umfangreiche und überwiegende Hilfestellungen bei einzelnen alltagsrelevanten Aktivitäten (▶ Tab. 4).

Tab. 4: Bedarfsgruppen in der Aktivierend-therapeutischen Pflege, modifiziert nach: Bartels et al. 2019

Merkmale	Bedarfsgruppe 1	Bedarfsgruppe 2	Bedarfsgruppe 3	Bedarfsgruppe 4
Ressourcen: sensomotorisch/funktionell, kognitiv, psychisch	Patient kann Ressourcen automatisiert nutzen. Ressourcen werden genutzt und gefestigt.	Patient kann mit Einschränkungen Ressourcen automatisiert nutzen. Ressourcen werden aktiviert, genutzt und gefestigt.	Patient kann sich in geringem Umfang mit Ressourcen automatisiert beteiligen. Ressourcen werden aktiviert, genutzt und gefestigt.	Patient kann seine Ressourcen nicht selbstständig abrufen, Ressourcen werden angebahnt. Angebahnte Ressourcen werden aktiviert, genutzt und gefestigt.
Ausmaß der Einschränkungen und Defizite	Leicht	Mäßig	Schwer	Schwerst
Unterstützungsbedarf/ Förderungsumfang	Geringfügige Hilfestellung bei Einzeltätigkeiten	Teilweise Hilfestellung bei Einzeltätigkeiten	Umfangreiche Hilfestellung bei komplexen Tätigkeiten	Überwiegende Hilfestellung bei komplexen Tätigkeiten
Schwerpunkte der Aktivierend-therapeutischen Pflege	• Beratung • Training • Vor- und Nachbereitung	• Anleitung • Fazilitation • Führung • Hilfestellung im Umgang mit Hilfsmitteln	• Anleitung • Fazilitation • Führung ist bei komplexen Tätigkeiten möglich • Hilfestellung beim Einsatz von Hilfsmitteln	• Fazilitation • Führung ist bei Einzeltätigkeit möglich • Einsatz von Hilfsmitteln zur Aktivierung von Ressourcen

Die methodische Vorgehensweise bei der Aktivierend-therapeutischen Pflege kann die Beratung, die Anleitung, das Training, die Fazilitation, das Führen bei einfachen und komplexen Aktivitäten oder die Hilfestellung beim Umgang mit Hilfsmitteln sein. Bedeutsam bei der Auswahl der pflegerischen Methoden ist der Ansatz, dass die ältere Person alle alltagsrelevanten Aktivitäten selbst ausführen muss, um die Selbsterfahrung ihrer Grenzen und Möglichkeiten machen können.

Die Merkmale von Beratung im pflegerischen Alltag sind die Darstellung von pflegefachlichem Wissen in einer Form, die die ältere Person nachvollziehen kann. Dies bedeutet, dass die Inhalte fachlich und sachlich richtig und in einer gut verständlichen Sprache vorgetragen werden. Die Inhalte der Beratung sind auf die individuelle Situation des älteren Menschen abgestimmt und können so die Grundlage für die Problemlösung aus ihrer Sicht sein. Die Beratungsinhalte können sich deshalb bei ein und demselben Problem, aber bei verschiedener individueller Patientensituation voneinander unterscheiden. Die Haltung in der Beratung ist eine neutrale, es ist davon Abstand zu nehmen, eigene Problemlösungen vorschnell vorzuschlagen.

Das Ziel von Anleitung ist die Vorbereitung von älteren Menschen und ihren Angehörigen, sie im Alltag angemessen zu begleiten und um sie auf ihre Selbstständigkeit ohne Rückgriff auf schnelle Hilfe vorzubereiten. Dabei überwachen und supervidieren sie die Selbstversorgung der älteren Menschen und korrigieren im Bedarfsfall durch Anmerkungen, um evtl. falschen Gewohnheiten vorzubeugen. Das pflegerische Eingreifen erfolgt nur in Ausnahmefällen und bei auftretenden Risiken. Die Supervision von beobachteten Fehlern ist ausdrücklich vorgesehen, damit die ältere Person ihre unterschiedlichen Vorgehensweisen vergleichen und bewerten kann.

Beim Training handelt es sich um die planmäßige Durchführung eines Programms von vielfältigen Übungen zur Steigerung der Leistungsfähigkeit und der Ausdauer. Dabei wird bewusst die Grenze der älteren Person, z. B. bei ihrer motorischen Leistungsfähigkeit erreicht, damit sich ein Trainingserfolg einstellen kann. In dem noch geschützten Umfeld einer Rehabilitation kann sie Routine, Leistungsfähigkeit und Ausdauer erlangen. Damit stellt sich bei ihr ein Gefühl der Sicherheit ein, was den Übergang in die häusliche Umgebung, ohne die ständige Präsenz von personeller Hilfe, erleichtern soll.

Fazilitation ist eine Technik, die dem interaktiven Lernprozess zur Erleichterung und Ermöglichung einer neuromuskulären Funktion bzw. Alltagsaktivität dient. Ziele der Fazilitation sind die Anbahnung bzw. motorische Kontrolle von Bewegung für Alltagsaktivitäten, die Unterstützung des sensomotorischen Lernens durch das Angebot von verschiedenen Bewegungserfahrungen, die Förderung und Einbindung der Bewegungsaktivität des älteren Menschen während pflegerischer Handlungen.

Die Führung bei einfachen und komplexen Aktivitäten bedeutet die gemeinsame Durchführung einer pflegerischen Intervention durch die ältere Person und der Pflegenden. Dabei umfasst die Pflegende ein Arm oder ein Bein, um es in physiologischen Bewegungsabläufen gemeinsam zu bewegen und auf die selbständige Ausführung vorzubereiten. Es werden einfache und komplexe Aktivitäten unterschieden. Bei einfachen Aktivitäten handelt es sich meist um Teilaktivitäten einer komplexen Aktivität. (vgl. Schumann 2019).

4.2.5 Barrierefreiheit für ältere Menschen

Barrierefreiheit bezeichnet eine Gestaltung der Umwelt dergestalt, dass sie auch von älteren Menschen mit Einschränkungen ohne zusätzliche Hilfen genutzt und wahrgenommen werden kann.

Körperliche, kognitive, psychische und soziale Barrierefreiheit

Auch im Bereich der Barrierefreiheit lassen sich die Aspekte der körperlichen, kognitiven, emotionalen, sozialen und psychischen Barrierefreiheit erkennen. Sie werden ergänzt durch die räumliche und umweltbezogene Barrierefreiheit.

Die körperliche Barrierefreiheit umfasst die ständige Möglichkeit der Bewegung im privaten und öffentlichen Raum. Werden für die Bewegung Hilfsmittel oder eine personelle Hilfestellung nötig, sollten diese von den Pflegenden zur Verfügung gestellt werden. Die körperliche Bewegung schließt freiheitsbeschränkende Maßnahmen wie der immerwährende Aufenthalt im Wohnraum oder das Abraten vom Aufenthalt im öffentlichen Raum aus.

Die kognitive Barrierefreiheit bezieht sich auf die Aufbereitung von Informationen und Sachverhalten in einer z. B. übersichtlichen, gut zugänglichen und verständlichen Form. Dabei kann es sich um Informationen in leichter Sprache, die Verwendung von übersichtlichen Grafiken statt Texten, die Gestaltung von Texten in einer großen Schriftgröße etc. oder der Verfügbarkeit von Informationen oder Aktivitäten im Internet handeln, z. B. Online Banking. Es kann sich aber auch um eine gute Verständlichkeit von Sachverhalten, wie z. B. Bescheide der Pflegekasse, Schriftwechsel mit Behörden oder Beipackzettel für Medikamente handeln. Für Menschen mit kognitiven Einschränkungen ist die Zugänglichkeit zu anderen Menschen von hoher Bedeutung, denn ihr Informations- und Verstehensbedürfnis kann in der Regel nur mit verbaler oder nonverbaler Kommunikation befriedigt werden. Diesen Ansprechpartnern, z. B. Pflegenden, sollte es bewusst sein, dass ihre Möglichkeiten der Beziehungsgestaltung zu z. B. Menschen mit Demenz die Barrierefreiheit ermöglichen.

Die emotionale Barrierefreiheit umfasst das vorbehaltlose Erleben stärkender und motivierender Einflüsse, um die Folgen von Einschränkungen selbst zu bewältigen. Stärkende Einflüsse vermitteln Vertrauen in einen älteren Menschen und lassen genug Raum für die Selbsterfahrung von Erfolgen oder Misserfolgen, inkl. des Erlebens von Gefühlen wie Wut, Angst, Trauer aber auch Freude. Um eine emotionale Barrierefreiheit zu gestalten, können eine bedachte Milieugestaltung oder eine bewusste Beziehungsgestaltung durch eine gelungene Kommunikation angeboten werden. Mit diesem Vorgehen kann eine emotionale Stabilität erreicht werden.

Die psychische Barrierefreiheit bezieht sich darauf, dass ältere Menschen auch im Falle von Einschränkungen ihre Handlungsfähigkeit beibehalten und z. B. ihre selbstgesteckten Ziele in Angriff nehmen und sie erreichen. Handlungsfähigkeit zu besitzen und sie zu erhalten ist das zentrale Moment für die Aufrechterhaltung von persönlicher Selbstständigkeit.

Die soziale Barrierefreiheit stellt sich vielschichtig dar. In erster Linie ist darunter der Zugang zu sozialen Kontakten zu verstehen. Dies kann auf unterschiedlichen Wegen geschehen, z. B. durch die Nutzung von Telefon, Internet aber auch durch Besuche bei den älteren Menschen. Der Aufbau und der Erhalt von sozialen Kontakten bezieht sich auf Kontakte im privaten Umfeld, z. B. im Familien- und Freundeskreis. Kontakte zum professionellen Netzwerk gestalten sich häufig als Online-, Telefon- oder Briefkontakte.

Das private Netzwerk kann durch die älteren Menschen meist direkt angefragt werden, mögliche persönliche Begegnungen können selbst abgesprochen und in den Alltag integriert werden.

Das professionelle Netzwerk dagegen ist oft nur auf vorgegebenen Wegen der Kontaktaufnahme zu erreichen, die Sprechzeiten ggf. eingeschränkt, da diese vorgegeben oder vorhergehende Terminabsprachen nötig sind. Eine weitere Hürde kann die selbstständige Gestaltung von schriftlichen Kontakten sein, da das Schreiben aufgrund feinmotorischer Einschränkungen nicht mehr fließend möglich ist, weil in schriftlichen Benachrichtigungen z. B. einzuhaltende Fristen vermerkt sind, die der ältere Mensch nicht einhalten kann.

Bei der umweltbezogenen Barrierefreiheit handelt es sich um die, die am ehesten mit dem Begriff der Barrierefreiheit in Verbindung gebracht werden kann. Sie umfasst die Umweltgestaltung sowohl im privaten als auch im öffentlichen Raum der älteren Menschen. Die Umweltgestaltung orientiert sich an den vorhandenen Ressourcen und Kompetenzen der älteren Menschen meist hinsichtlich ihrer körperlichen und kognitiven Einschränkungen. Im privaten Umfeld erlangt die Anpassung des Wohnraums und die Integration von Hilfsmitteln in den Alltag die größte Bedeutung. Im öffentlichen Raum dagegen sind die älteren Menschen oft auf die stadtplanerischen Bemühungen angewiesen. Stadt- oder landplanerische Barrierefreiheit umfasst die Gestaltung von Straßen, z. B. Ampelschaltungen, die Höhe von Bordsteinkanten, die Übersichtlichkeit von Bürgersteigen, z. B. die Abgrenzung zwischen Straße, Radweg und Bürgersteig. Mit inbegriffen ist auch die Gestaltung des öffentlichen Nahverkehrs, z. B. die Zugänglichkeit von Bussen, Bahnen oder Bahnsteigen. Auch die Bedienung von z. B. Fahrkartenautomaten zählen dazu, sind sie als Vorbereitung der Nutzung von öffentlichen Verkehrsmitteln notwendig.

4.2.6 Selbstständigkeit außerhalb der Wohnung

Für die älteren Menschen ist der Aufenthalt im Freien, d. h. außerhalb der eigenen Wohnung von besonderer Wichtigkeit. Ist ihnen dies möglich erleben sie soziale Teilhabe, die von ihnen mit einem guten Leben oder auch Lebensqualität in Verbindung gebracht wird. Diese Bedeutung kann die pflegerischen Anforderungen dahingehend erweitern, sämtliche Interventionen der Mobilitätsförderung auch auf den Aufenthalt im Freien und im öffentlichen Raum zu berücksichtigen.

Das Projekt COMPAGNO, welches in zwei Städten in Rheinland-Pfalz erprobt wurde, soll hier stellvertretend für andere Projekte dargestellt werden. Die Idee des Projektes ist die Entwicklung eines sog. personalisierten Begleiters, der es älteren Personen ermöglichen soll, angstfrei, zuverlässig, bequem und selbstständig mobil sein zu können. Mit der Kombination von technischen Assistenzsystemen und der Organisation professioneller und ehrenamtlicher persönlicher Begleiter für die gesamte Mobilitätskette, wird der komplette Reiseweg vom Ausgangspunkt bis zum Zielort abgedeckt. Dies kann durch die nahtlose Verkettung aller Mobilitätsangebote erfolgen. Beginnend mit Fußwegen über den öffentlichen Personennahverkehr, regionale und überregionale professionelle Transportanbieter bis hin zu ehrenamtlichen Fahrdiensten sind alle relevanten Akteure beteiligt und eingebunden (vgl. Hefter et al. 2013).

COMPAGNO verfolgt das Ziel, personen- und umweltbezogene Barrieren in der Mobilität und damit in der Selbstständigkeit zu überwinden. Dies bedeutet konkret: die Vermittlung zwischen der Umwelt und den Eigenschaften einer Person, z. B. werden Seheinschränkungen durch eine große Schrift auf Fahrkartenautomaten kompensiert. Eine Idee könnte die »sprechende Haltestelle« sein, d. h. der persönliche Begleiter in Form eines Handys kündigt ein nahendes Verkehrsmittel an.

Elektronische Hilfsmittel erfüllen alle Voraussetzungen von Barrierefreiheit wie sie die älteren Menschen benötigen. Es muss also aus Sicht der Zielgruppe leicht zu bedienen sein und die Bedienung wiederum leicht zu erlernen sein. Den Aufwand für das Erlernen der Bedienung nehmen die älteren Menschen ggf. in Kauf, wenn sie den Nutzen des elektronischen Assistenzsystems erkennen. Es kann selbstständig und allein bedient werden und auf die Koordination von ehrenamtlichen oder professionellen Helfern kann in einigen Fällen verzichtet werden, was die eigene Flexibilität und Spontanität unterstützen kann (vgl. Hefter et al. 2013).

4.3 Sicherung der Nachhaltigkeit

Die Sicherung der Nachhaltigkeit kann durch die Verstetigung der erlernten Bewegungen erreicht werden. Dazu ist ein kontinuierliches Training und die Anwendung des Erlernten im Alltags- und Freizeitgeschehen erforderlich. Dies kann zu Beginn der Verstetigung durch professionelle Pflegende begleitet werden, bis die ältere Person allein und selbstständig, körperliche und kognitive Bewegungen ausführen kann. Mit zunehmender positiver Entwicklung der beiden Bewegungen stellen sich auch die emotionale und psychische Bewegung und im weiteren Verlauf auch Stabilität ein. Dies wiederum führt zur erlebten Sicherheit, die die Stabilität von Selbstständigkeit verstetigen hilft.

Die zunehmende Selbstständigkeit einer älteren Person kann zum zunehmenden Rückzug der Pflegenden führen, da ihre Unterstützung nicht mehr benötigt wird. Auch Angehörige können sich langsam zurückziehen, wenn die Selbstständigkeit nachhaltig erreicht werden konnte. Damit erlangen sie den Freiraum wieder, der vor einer drohenden Pflegebedürftigkeit bestand.

4.4 Fazit

Die Förderung der Selbstständigkeit der älteren Menschen kann als eine zentrale pflegerische Anforderung gelten. Selbstständigkeit bildet die Grundlage für die Alltags- und Freizeitgestaltung.

Die Selbstständigkeit als angestrebter Zustand der älteren Menschen steht teilweise im Kontrast zu ihrem Sicherheitsbedürfnis. Dieser Zielkonflikt kann mit den älteren Menschen bearbeitet werden, falls nicht kognitive Einschränkungen dies unmöglich machen.

Für die Wiedererlangung von Selbstständigkeit stehen eine Reihe von Fördermöglichkeiten zur Verfügung. Sie können in Gruppen- und Einzelangeboten angeboten werden und umfassen kognitives Training, sozio-psychotherapeutische Verfahren, Mobilitätstraining, Sturzprävention, rehabilitative pflegerische Ansätze und die Barrierefreiheit.

Ein Überblick über alle Fördermöglichkeiten zeigt die folgende Abbildung (▶ Abb. 9).

Abb. 9:
Übersicht über Fördermöglichkeiten der Selbstständigkeit

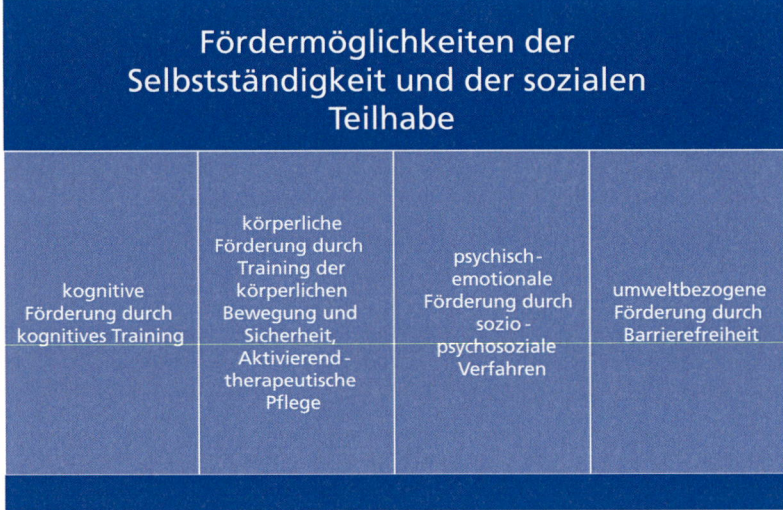

Die Fördermöglichkeiten erstrecken sich über die kognitiven, die körperlichen, die psychisch-emotionale Verfahren: Ergänzt werden sie durch die sog. umweltbezogenen Fördermöglichkeiten im Sinne unterschiedlicher Barrierefreiheiten. Allen Fördermöglichkeiten ist gemein, dass sie entweder als Gruppenangebote angeboten werden können oder der Teilhabe am sozialen Leben dienen.

Die Förderung der Selbstständigkeit kann als ein Lern- und Trainingsprozess verstanden werden, der die Nachhaltigkeit in der Alltags- und Freizeitgestaltung gewährleisten kann.

4.5 Meine Lerngeschichte

Zum Ende dieses Kapitels ist wieder die Möglichkeit vorgesehen, ein persönliches Lerntagebuch weiter zu vervollständigen.

Lernfragen

- Welche Inhalte oder Konzepte erscheinen mir so wichtig, dass ich sie noch einmal nachlesen möchte?
- Welche Inhalte oder Konzepte erscheinen mir so wichtig, dass ich sie in der Praxis ausprobieren möchte?
- Gab es Inhalte, die mir dabei halfen, Themen aus anderen Kapiteln zu verstehen?

- Gab es Inhalte oder Konzepte, die mit meiner beruflichen Erfahrung übereinstimmen oder dieser widersprechen?
- Welche weiterführenden Fragen wirft das Gelernte auf? Möchte ich dazu mehr erfahren?
- Welche Fragen bleiben offen?

Eigene Gedanken:

5 Schlusswort und Darstellung des Lernerfolgs

Zugewinn von Fach- und Methodenwissen

Nach der Lektüre des vorliegenden Buches ist es möglich zu reflektieren, welcher Zugewinn von Fachwissen und Methodenwissen erreicht werden konnte. An dieser Stelle leisten Leitfragen gute Dienste, um sich den Lernerfolg zu vergegenwärtigen.

Folgende Leitfragen könnten reflektiert werden:

- Was habe ich schon gewusst?
- Was habe ich Neues erfahren?
- Wo würde ich gerne praktische Erfahrungen sammeln?

Die drei Fragen zielen darauf ab, sich mit schon vorhandenem und neuem Wissen auseinanderzusetzen. Das neuerworbene Wissen hat ggf. neugierig gemacht und Lust auf eine praktische Umsetzung geweckt. Die praktische Umsetzung ist sehr im Sinne dieses Buches, soll es die pflegerische Praxis verändern. Unterstützung leisten dabei die Leitfragen, die im Buch vorgeschlagen werden, damit der Anfang und die Erprobung leicht gemacht werden. Bei sich einstellender Routine können die Leitfragen gut durch Fragen der einzelnen Pflegenden ersetzt werden und bekommen so die notwendige »persönliche Note«, die Kommunikation, ein Aushandlungsprozess mit einer gemeinsamen Entscheidungsfindung, lebhaft zu gestalten.

Die Leitfragen helfen auch, um von der gewohnten Denkweise um Defizite bei älteren Menschen zu einer ressourcenorientierten Denkweise zu gelangen. Dieser Denkansatz findet sich bis jetzt nur in wenigen pflegerischen Kontexten wieder, erlangt aber langsam Bedeutung, z. B. bei der Anwendung des umfassenden Pflegebedürftigkeitsbegriffes oder in der Rehabilitation.

Der Wunsch etwas Neues auszuprobieren, sich des schon Gelernten zu vergewissern, steht für Lernen und bei intensiver Auseinandersetzung für einen Lernerfolg. Dieser wiederum steht für die eigene Motivation und Entwicklung. Damit schließt sich der Kreis zu den älteren Menschen, die vor genau denselben Herausforderungen stehen. Gemeinsam macht es Spaß.

Literatur

Arbeitskreis Deutscher Qualifikationsrahmen (2011) Deutscher Qualifikationsrahmen für lebenslanges Lernen, 22.3.2011

Bartels F et al. (2019) Aktivierend-therapeutische Pflege in der Geriatrie, Band 2: Praktische Umsetzung, Kohlhammer: Stuttgart

Baur C et al. (2009) Mobilität und Sicherheit im Alter (MoSi)© – ein neues Trainingsprogramm zur Verbesserung der Mobilität und Gangsicherheit bei Senioren, Zeitschrift für Gerontologie und Geriatrie, Jg. 42, S. 360–364

Bundesgesetzblatt (2017) Jahrgang 2017, Teil 1, Nr. 49, ausgegeben zu Bonn am 24. Juli 2017

Flick U (2014) Qualitative Sozialforschung: Eine Einführung, rowohlts Enzyklopädie: Hamburg

Hefter T et al. (2013) Die Mobilität älterer Menschen – das Projekt COMPAGNO

Kompetenzzentrum Geriatrie (2019) Homepage, https://kcgeriatrie.de/Seiten/default.aspx

Kompetenzzentrum Geriatrie (1986) Tinetti Test, Performance-oriented assessment of mobility problems in elderly patients https://kcgeriatrie.de/Assessments_in_der_Geriatrie/Seiten/Bereich_-_Mobilit%C3%A4t.aspx

Kompetenzzentrum Geriatrie (1975) Folstein MF, Folstein SE, Mc Mugh PR. »Mini-mental state«: a practical method for grading the cognitive state of patients for the clinician https://kcgeriatrie.de/Assessments_in_der_Geriatrie/Seiten/Bereich_-_Kognition.aspx

Kompetenzzentrum Geriatrie (1965) Mahoney FI, Barthel DW. Functional Evaluation. The Barthel Index https://kcgeriatrie.de/Assessments_in_der_Geriatrie/Seiten/Bereich_-_Selbstversorgung.aspx

Mollenkopf H (2008) Gesellschaftlicher Kontext und motivationale Veränderungen der Mobilität im Alter. In: Leistungsfähigkeit und Mobilität im Alter, S. 239–252, TÜV Media: Köln

Pelizäus-Hoffmeister H (2015) Altersbilder als gesellschaftliche Konstruktionen im Kontext von (Un-)Sicherheit, Journal für Psychologie, Jg. 23, Ausgabe 1, S. 1–29

Podsiadlo D, Richardson S (1991) Kompetenzzentrum Geriatrie The Timed »Up & Go«: a test of basic functional mobility for frail elderly persons https://kcgeriatrie.de/Assessments_in_der_Geriatrie/Seiten/Bereich_-_Mobilit%C3%A4t.aspx

Rinkenauer, G (2008) Die motorische Leistungsfähigkeit im Alter. In: Leistungsfähigkeit und Mobilität im Alter, S. 143–170

Spitzenverband der Pflege- und Krankenkassen (MDS) (2009) Grundsatzstellungnahme: Pflege und Betreuung von Menschen mit Demenz in stationären Einrichtungen

Schüle, K et al. (2012) Grundlagen der Sport- und Bewegungstherapie, 3. Auflg., Deutscher Ärzteverlag

Schrems B (2013) Fallarbeit in der Pflege, Facultas Verlag: Wien

Schumann S (2019) Aktivierend-therapeutische Pflege, unveröffentlichte Schulungsunterlagen für ZERCUR GERIATRIE®

Stichwortverzeichnis

A

Aktivierend-therapeutische Pflege 58
Aktivierung 46
– allgemeine 57
– spezielle 58
Aktivierungsmuster 44
Alltagsgestaltung 13
Alltagskompetenz 7
Analyse 13
Anleitung 7
Anpassungsmechanismus 43
Arbeitsbündnis 13
Assessments
– standardisierte 13
Assessmentverfahren
– standardisiertes 21
Aufklärung 51
Aufmerksamkeit 31
Ausbildungsziel 7
Ausdauer 42
Auseinandersetzung
– mit Gesundheit und Krankheit 7
Aushandlungs- und Gestaltungsprozess
– pflegerischer 6
Aushandlungsprozess 14
Autonomie
– persönliche 6

B

Balancetest 30
Barrierefreiheit 64
– emotionale 64
– kognitive 64
– körperliche 64
– psychische 64
– soziale 64
Barrieren
– Umgang mit 33
Barthel-Index 30
Befund
– pflegerischer 22
Befundung
– pflegerische 14, 21
Belastung 44

Belastungsgrenze 29
Beratung 7
Beschreiben 18
Bewältigung
– täglicher Anforderungen 31
Bewältigungsfähigkeit 32
Bewältigungsprozess 32
Beweglichkeit 42
Bewegung
– emotionale 5, 27
– kognitive 5, 27
– körperliche 5, 27
– körperlich-funktionelle 29
– Kriterien der normalen 28
– normale 28
– psychische 5, 27
– -sgenauigkeit 43
– -sgeschwindigkeit 43
– soziale 5, 27
– Untersuchung der 27
– Variabilität von 43
Bewegungseigenschaften 42
Bewegungsmuster 13
Beweguns- und Aktionsradius 33
Beziehung 13
Beziehungsarbeit 59
Beziehungsgestaltung 14
Biographie 54
breite Informations- und Aushandlungsbasis 23
Bündelung der Informationen 17

D

Deutscher Qualifikationsrahmen 7
Deutung 11

E

Edukation 57
Eigenbewegung 28
Eigenverantwortung 38
Einfachreaktionszeit 42
Einzelangebot 52
Einzelfall 11
emotionale Verfassung 57
Entscheidungen

– persönliche 6
Entscheidungsfindung
– professionelle Begleitung 14
Entscheidungshilfe 52
Entscheidungskompetenz 11
– persönliche 11
Entwicklungsprozess 41
Erfahrenswelt 54
Erfassen 17
Ergebnisse
– pflegerische 23
Erinnerungspflege 54
Erkunden 17
Erkundung 13
Erkundungsprozess 15
Erlebenswelt 54
– innere 16
Extremitäten 28

F

Fachkompetenz 6, 14
Fähigkeiten und Fertigkeiten 41
Fallarbeit
– pflegerische 16
Fallbesprechung
– hermeneutische 14
– ressourcenorientierte 14, 16, 20
Familienstrukturen 37
Förderangebote
– sozio- und psychotherapeutische 53
Fördermöglichkeiten 52

G

Gangsicherheit
– Verbesserung der 57
Gedächtnistraining 53
Gedächtnisübungen 31
gedankliche Schritte 22
Gefahrenabwehr 45
Gehprobe 30
Genauigkeit 42
Genauigkeitsniveau 43
Gesamtmilieu
– therapeutisches 55
Geschwindigkeit 42
Gleichgewicht 44
Gruppenangebot 52

H

Handlung
– beobachtete 11
Handlungsorientierung 31
Hilfsmittel 40
Hypothesen 16

I

Immobilität 37
individuellen Selbstbestimmung
– Stärkung der 13
individueller Fähigkeiten 7
Informationen
– objektive 22
– Speicherung von 31
– subjektive 22

K

Kommunikation
– inter- und intraprofessionelle 23
– nonverbale 13
– verbale 13
Kommunikationsmöglichkeiten 15
Kompetenzen 20
– basale und instrumentelle 29
Konfliktsituation
– ethische 14
Kontakt- und Beziehungsfähigkeit 33
Konzentration 31
Koordination 42 f.
– räumliche 44
– zeitliche 43
Kraft 42
Kraft- und Gleichgewichtstraining 56

L

Lageveränderung 28
Lebensaufgaben 37
Lebensführung
– eigenständige 7
Lebensqualität 40
Lebenssituation
– komplexe 15
Lebenszufriedenheit 6
Leistung
– Aufmerksamkeits- 53
– Gedächtnis- 53
– kognitive 53
Leistungsfähigkeit
– motorische 41
Lerneffekt 31
Lernen 42

M

Mäeutik 55
Maßnahmen
– präventive und gesundheitsfördernde 7
Merkfähigkeit 31
Milieutherapie 55
Mini-Mental-Status-Test 31

Mobilität 6
Mobilitätsanforderungen 14
Mobilitätsbedürfnisse 40
Mobilitätsdrang 46
Mobilitätsstatus 13
Mobilitätstraining 56

N

Nachhaltigkeit 53
- Sicherung der 67
Nachvollziehbarkeit 15
Netzwerk 19
- neuronales 47
Normalität 39
Nutzen 14

O

Objektivierung
- des pflegerischen Befundes 23
Offenheit
- inhaltliche 15
öffentliche Berichterstattung 23
Orientierung
- örtliche und personelle 55
Ortsfixierung 37
Ortswechsel 28

P

Perfomancetest nach Tinetti 30
person-orientierte pflegerischer
    Ansatz 6
person-orientierter Ansatz 11
Perspektive
- des älteren Menschen 13
- subjektive, von älteren Menschen 15
Pflegebedarf
- Feststellung des individuellen 7
Pflegebedürftigkeit 56
- Einschätzung des Risikos von 34
Pflegebedürftigkeitsbegriff 5
Pflegeberufegesetz 7
pflegediagnostischer Prozess 21
Pflegeprozess
- individueller 58
- Steuerung des 7
Physiotherapie 56
Plastizität 41
- des Gehirns 47
Präferenzen 6
Präzision 43
Priorisierung 19
Problemlösung 13, 21

Q

Qualität der Pflege
- Entwicklung von 7

R

Reaktion
- auf Anforderungen 31
- zielgerichtete 41
Reaktionsalternativen 42
Reaktionszeit 41
Realitätsorientierungstraining 55
Rehabilitation 46
Rehabilitationskonzepte 7
Ressource 20
Ressourcen
- personale 56
- situative 56
- umweltbezogene 56
Ressourcen und Kompetenzen
- Förderung von 13
Risikoeinschätzung 24
Risikofaktoren 56
Rumpf 28

S

Schaden 14
Schlüsselinformation 17
Schutzbedürfnis 46
Schutzmechanismen
- Aktivierung von 45
Selbstständigkeit 5
Selbstbestimmung 5, 11
- aktiv gelebte 14
- Betonung der 5
- persönliche 11
Selbstbild 38
Selbsteinschätzung 32
Selbsterfahrung 58
Selbstständigkeitsbedürfnis 24
Selbstversorgung 59
- Kompetenz der 30
Selbstwertgefühl
- Stärkung des 54
Selbstwertschätzung 38
sensomotorisches System 44
Sicherheit 40
- eigene 45
Sicherheitsbedürfnis 40
Situation
- beobachtete 11
Sorge
- professionelle 23
soziale Teilhabe 5
Sprachverständnis 16
Sprech- und Sprachvermögen 57

Sprechfähigkeit 16
Stabilität 28
Strukturen
– oberflächliche 18
– räumliche 37
Sturz 24
Sturzprävention 56

T

Tagesstruktur 55
Technologien
– Informations- 38
– Kommunikations- 38
– Medien- 38
Teilhabe
– gesellschaftliche 38
Themenfeld 17
Timed-up-and-go-Test 29
Training 14, 42
Trainingseffekt 31
Trainingserfolg 29

U

Unterstützung 7
Unversehrtheit
– körperliche 45
Ursache- und Wirkungsketten 15
Ursachen 16

V

Validation
– -stherapie 54
Veränderungen
– strukturelle 37
verbal kommunizierte Worte
– Deutung von 11

Verlangsamung 43
Verständnis
– kognitives 31
Verstehen
– hermeneutisches 14
– ressourcenorientiertes 20
Verstehens- und Erkenntnisinteresse 14
Verstehenshypothese 19
Verstehensmethode 15
Verstehensprozess 13, 15
Verstetigung 67
Vorbehaltstätigkeiten 7
Vorgehen
– regelgeleitetes 21
Vorgehensweise
– qualitätsorientierte 23

W

Wahlreaktionszeit 42
Wahrnehmung 11
Wechselwirkung 19
Willen
– mutmaßlicher 16
Wirklichkeit
– individuelle 15
Wirksamkeit 61
Wirkungen 16
Wohlbefinden 38

Z

Zielerreichung 23
Zielkonflikt 24
Zuverlässigkeit 43